Mosaik bei
GOLDMANN

Buch

Fantasie und Einfallsreichtum sind die besten Mittel, um das Liebesleben aufzupeppen. Und so sprüht die Fantasie auch in Hugh de Beers »Neue Liebesspiele« wieder Funken!
Wer schon immer wissen wollte, was Cola auf nackter Haut anrichten kann, welche Düfte so richtig heiß machen und wofür Gott dem Menschen die Zunge gegeben hat, sollte sich diese Lektüre nicht entgehen lassen. Wer diesen erotischen Quickie als Morgengabe auf dem Kopfkissen findet, kann sich auf eine heiße Nacht gefasst machen.

Autor

Hugh de Beer ist der Erfinder von »Foreplay«, einem erotischen Brettspiel für Erwachsene, das sich über 200 000 Mal verkauft hat. In seinem Heimatland Australien hat er bereits fünf Bücher veröffentlicht, die allesamt Bestseller wurden.

Von Hugh de Beer außerdem bei Mosaik bei Goldmann
Liebesspiele (16887)

Hugh de Beer

Neue Liebesspiele

269 Tipps, Tricks und heiße Quickies

Aus dem Amerikanischen von Renate Weinberger

Mosaik bei
GOLDMANN

Alle Ratschläge und Hinweise in diesem Buch wurden vom Autor und vom Verlag sorgfältig erwogen und geprüft. Eine Garantie kann dennoch nicht übernommen werden. Eine Haftung des Autors beziehungsweise des Verlags für Personen-, Sach- und Vermögensschäden ist daher ausgeschlossen.

FSC
Mix
Produktgruppe aus vorbildlich bewirtschafteten Wäldern und anderen kontrollierten Herkünften

Zert.-Nr. SGS-COC-1940
www.fsc.org

Verlagsgruppe Random House FSC-DEU-0100
Das für dieses Buch verwendete FSC-zertifizierte Papier *Munken Print* liefert Arctic Paper Munkedals AB, Schweden.

1. Auflage
Deutsche Erstausgabe Mai 2008

Originaltitel: 269 Amazing Sex Play
Published by Arrangement with Sourcebooks Inc., Naperville, IL, USA
Dieses Werk wurde vermittelt durch
die Literarische Agentur Thomas Schlück GmbH, 30827 Garbsen.
Umschlaggestaltung: Design Team, München
Umschlagfoto: Masterfile/Jon Feingersh
Fotos: Digital Vision, Image Source, Medio Images, PhotoAlto, StockByte
Redaktion: Mirko Schmidt
Satz: Buch-Werkstatt GmbH, Bad Aibling
Druck und Bindung: GGP Media GmbH, Pößneck
LH · Herstellung: IH
Printed in Germany
ISBN 978-3-442-17002-9

www.mosaik-goldmann.de

Inhalt

Eins
Kulinarisches, das scharf macht ... 9

Zwei
Intime Fantasien ... 25

Drei
Hautnah ... 37

Vier
Verrückte Spiele ... 53

Fünf
Natur pur ... 67

Sechs
Mach mich wild! ... 79

Sieben
Dirty Talks ... 89

Acht
Sex, Musik und heiße Kunst ... 99

Neun
Spieltrieb ... 107

Zehn
Daheim im Liebesnest ... 123

Elf
Amouröse Abenteuer ... 139

Register ... 156

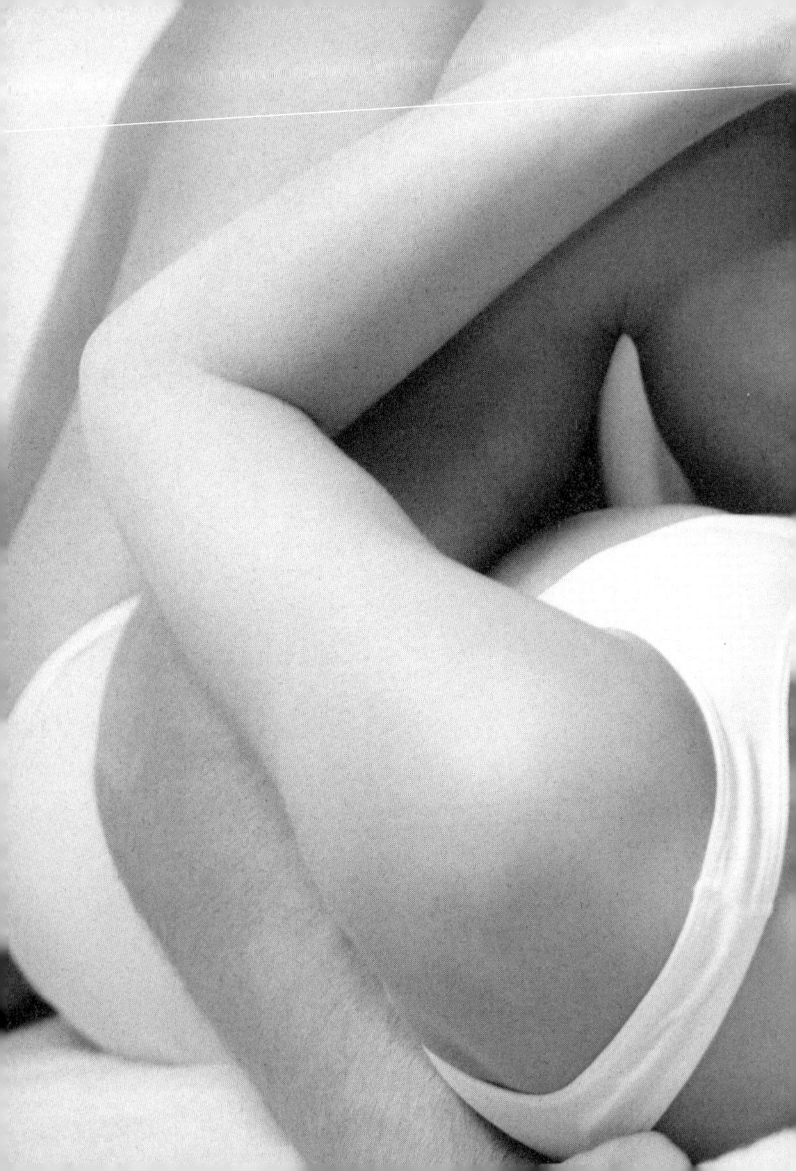

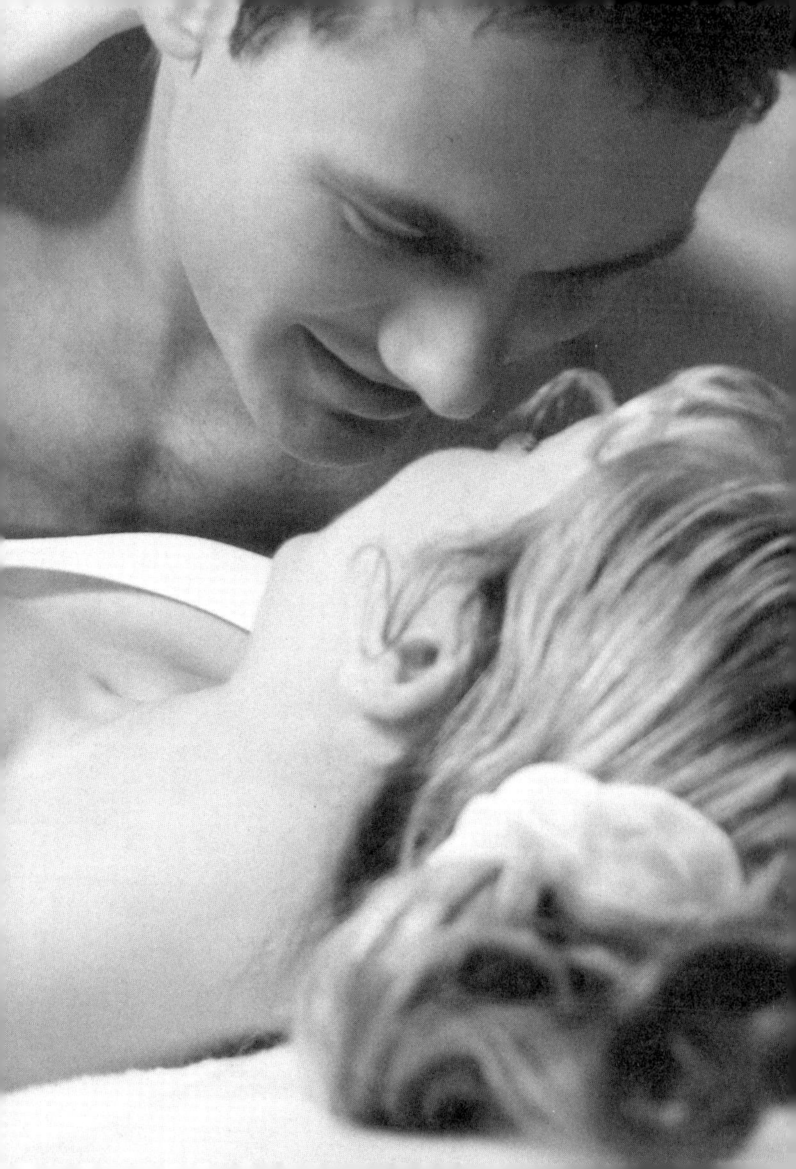

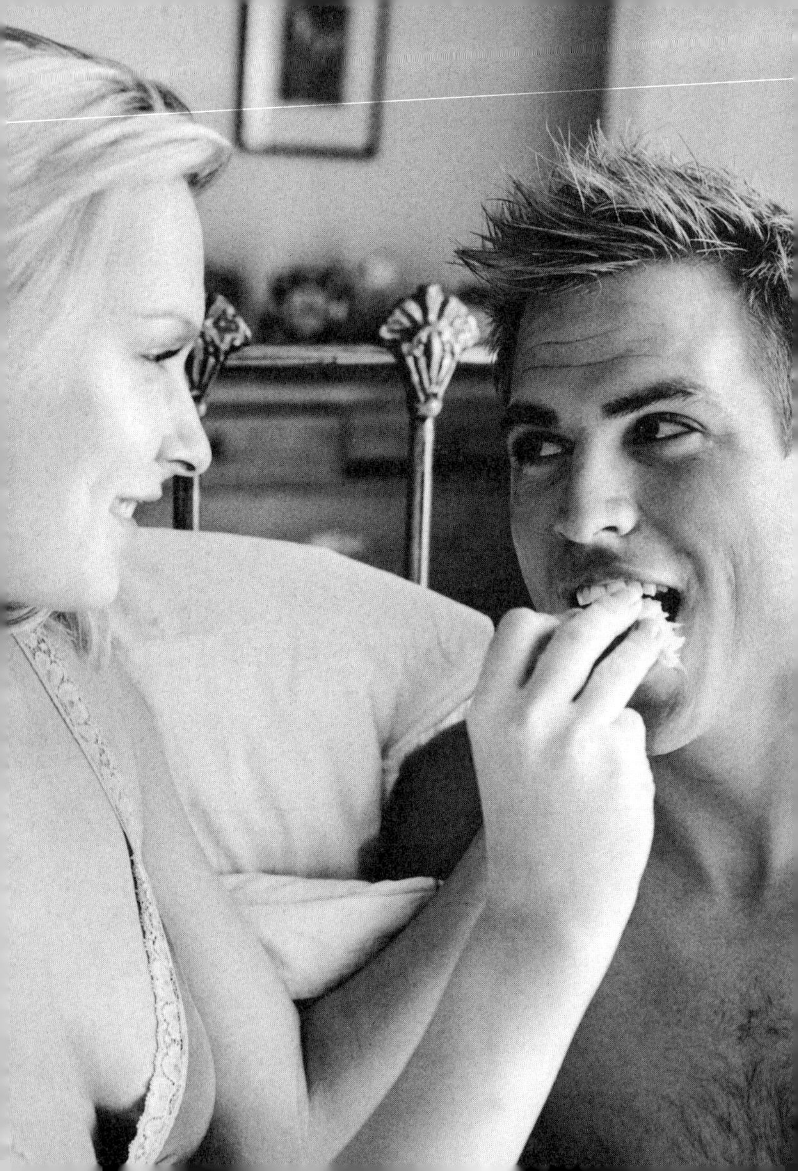

Eins

Kulinarisches, das scharf macht

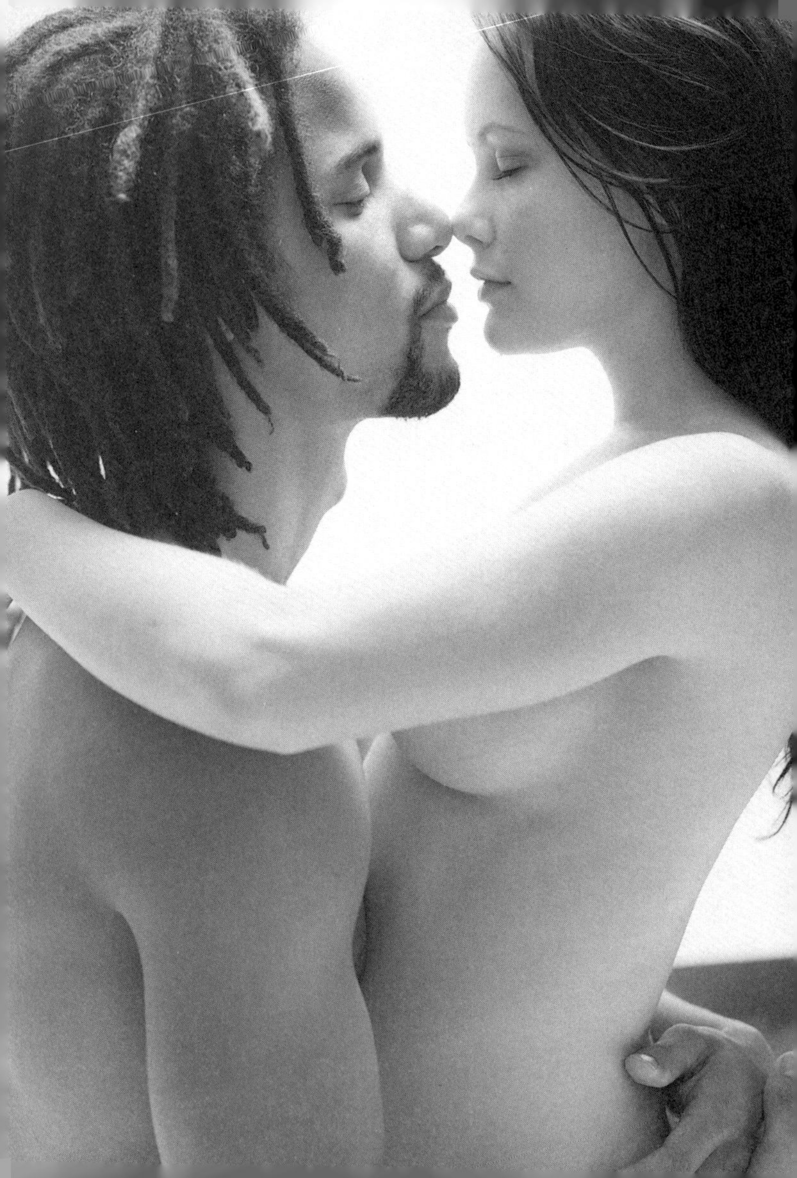

Augen zu, Mund auf ...

Finden Sie heraus, welcher Geschmack und welche Texturen bei Ihrem Liebesspiel erregend wirken. Legen Sie Verschiedenes bereit, um auszuprobieren, was Ihre Geschmacksknospen stimuliert und Ihr sexuelles Verlangen steigert.

1. Werfen Sie sich gegenseitig kernlose Weintrauben (oder Popcorn) in den geöffneten Mund, während Sie am Fuß- und Ihr Partner am Kopfende des Bettes sitzt. Wer die meisten Treffer erzielt, hat gewonnen.

2. Befördern Sie ein rohes Eigelb von Mund zu Mund, ohne es zu zerdrücken. Der Balanceakt fördert das Vertrauen und die sexuelle Lust.

3. Schlürfen Sie gemeinsam Spaghetti. Nehmen Sie beide jeweils ein Ende des langen Nudelfadens in den Mund und saugen Sie ihn ein, bis sich Ihre Lippen treffen.

4. Schieben Sie einen Eiswürfel von Mund zu Mund – möglichst so lange, bis er geschmolzen ist.

Kaffee, Tee oder mich

Mit Leidenschaft verzehren und begehren.

5 Ein Tischleindeckdich der besonderen Art. Malen Sie einen hübschen Teller auf Ihren Körper und servieren Sie Ihrem Partner darauf leckere Happen.

6 Streuen Sie etwas Backpulver auf die Brust Ihres Partners, träufeln Sie ein paar Tropfen Cola darüber und schlecken Sie die Mixtur ab. Diese Mischung erzeugt in jeder Hinsicht einen tollen, prickelnden Effekt.

7 Tupfen Sie heimlich ein wenig essbares aromatisiertes Gel auf Ihren Körper. Lassen Sie Ihren Partner nach der Stelle suchen – aber nur mit der Zunge.

8 Schlürfen Sie Tropfen Ihres Lieblingsgetränks aus dem Bauchnabel Ihres Partners.

9 Bestreuen Sie Ihre schweißnassen Körper mit feinem Zucker, um ihn während des Sexes und danach abzuschlecken.

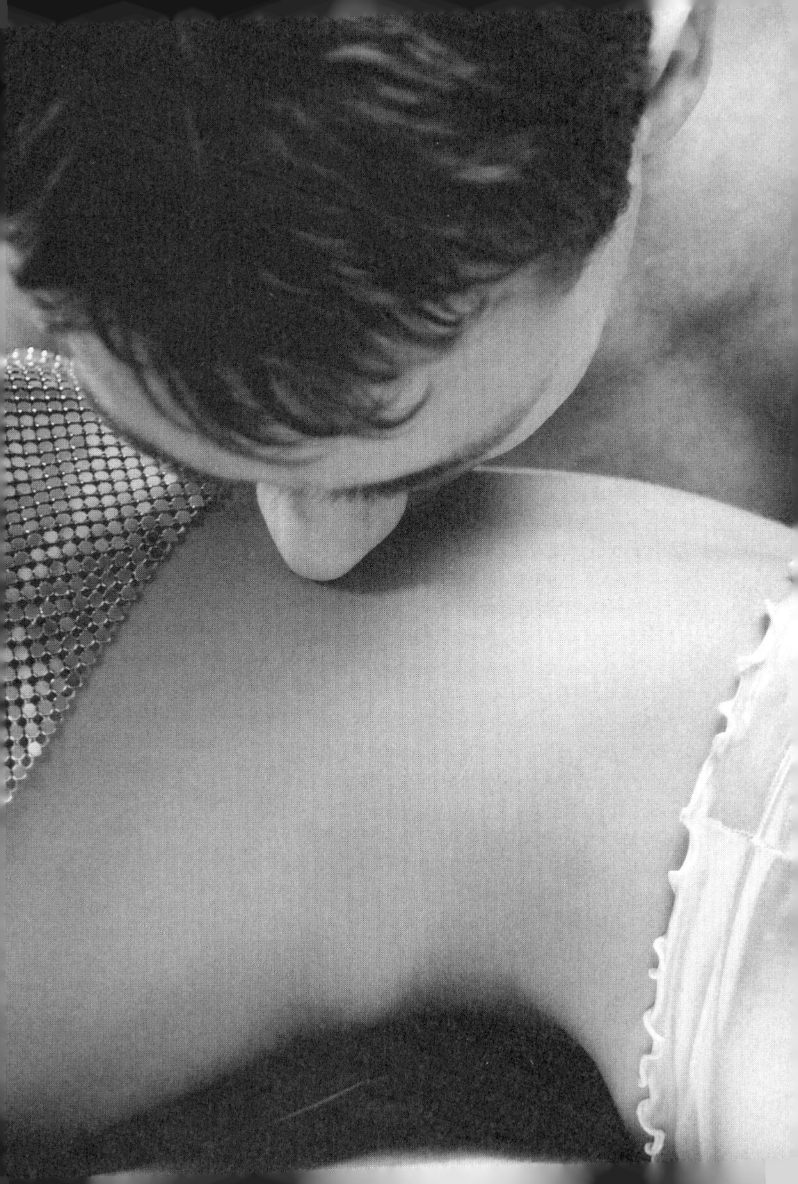

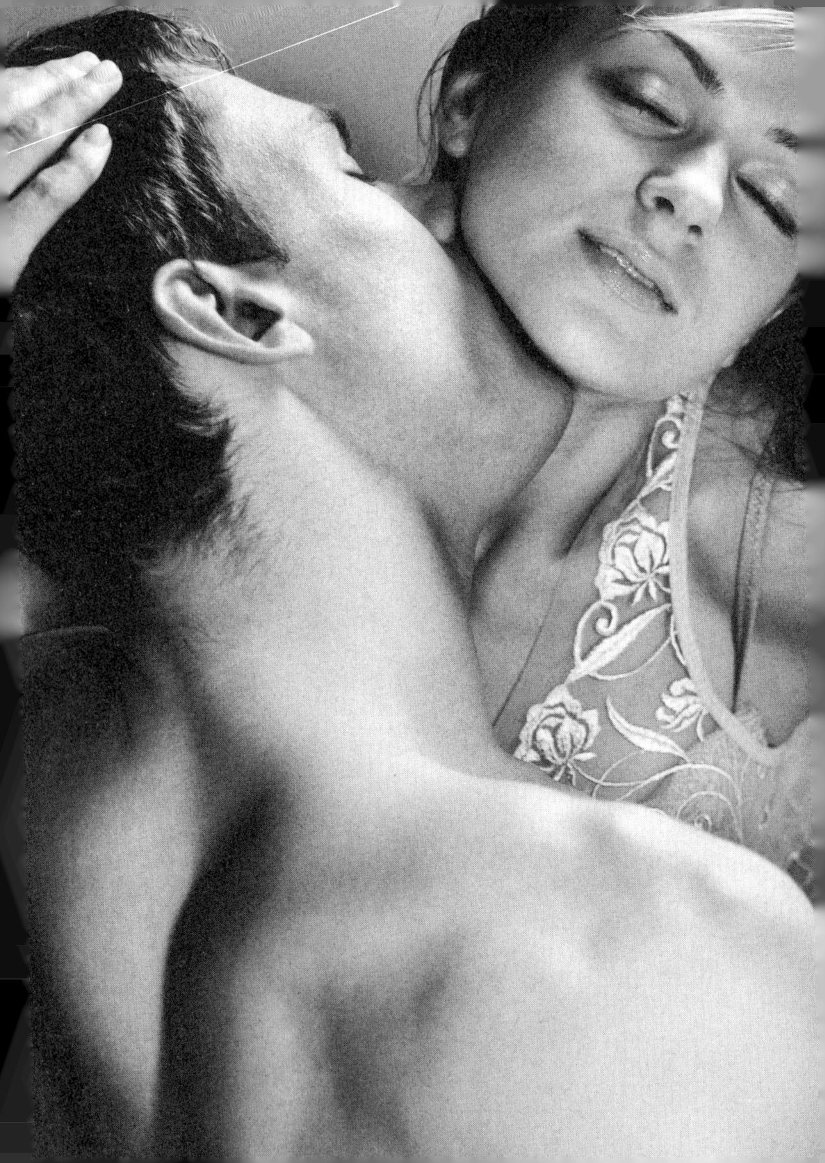

Verbotene Früchte

10 Überlegen Sie gemeinsam, wie sich mit einer Banane Ihre sexuelle Erregung anheizen lässt. Neben dem Naheliegenden … können Sie zum Beispiel die Frucht (geschält oder ungeschält) langsam und wollüstig über den Körper des anderen rollen. Das Fruchtfleisch der ungeschälten Banane wird dabei butterweich und schmeckt köstlich süß – die perfekte Frucht für Liebespaare.

11 Höhlen Sie eine geschälte Banane der Länge nach aus, sodass sie wie ein Kanu aussieht. Füllen Sie Irish Cream (oder etwas anderes Cremiges) hinein. Jeder steckt ein Ende der Frucht in den Mund und beginnt langsam, sie zu verzehren.

12 Pflücken Sie mit Ihrem Mund frische Früchte von den Lippen Ihres Partners.

13 Reiben Sie mit einem saftigen Pfirsich oder einer halbierten Orange den Po Ihres Partners ein. Dann lecken oder waschen Sie den Saft genüsslich ab.

14 Tunken Sie Erdbeeren oder Fruchtstückchen in verflüssigte Schokolade und füttern Sie sich damit gegenseitig.

15 Verzehren Sie kurz vor dem oralen Sex eine Zitrusfrucht. Die in Zitrusfrüchten enthaltene Säure stimuliert Ihre Geschmacksknospen.

16 Stecken Sie sich ein gefrorenes Stück Mango in den Mund, bevor Sie sich küssen.

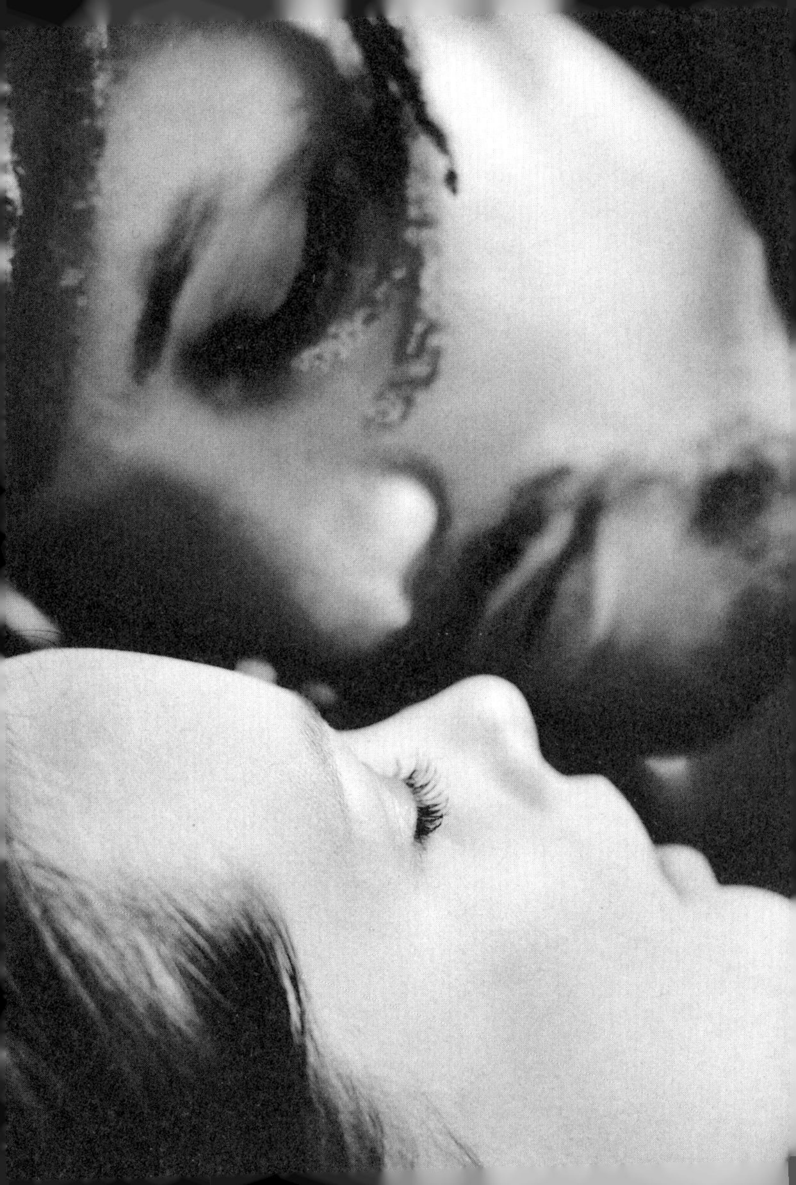

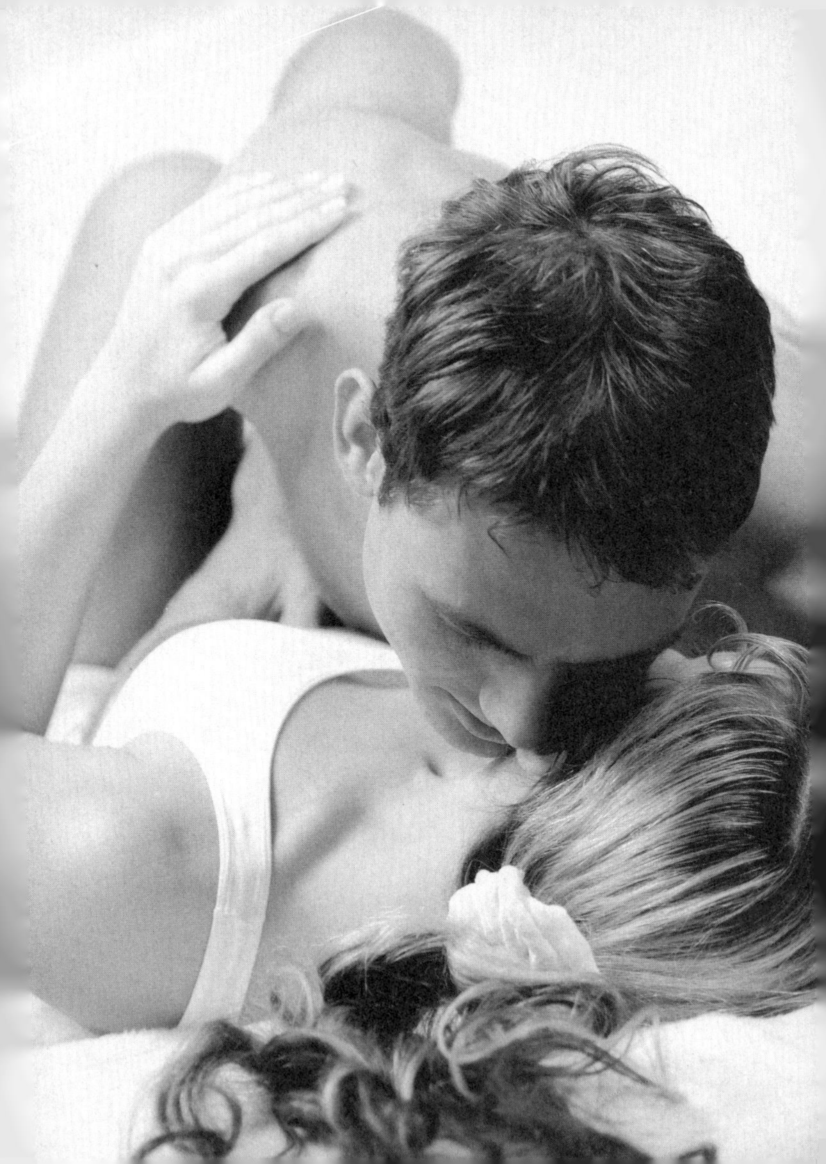

Aphrodisiaka

Probieren Sie die folgenden Mittel aus. Vielleicht entdecken Sie darunter Ihr optimales Aphrodisiakum.

17 Hafer zählt zu den sexuellen Stimulanzien. Füttern Sie sich gegenseitig mit einer Mischung aus Hafermehl, braunem Zucker, Butter und Sahne – am besten an einem frostigen Winterabend.

18 Curry beschleunigt den Puls, wirkt schweißtreibend und stimuliert das sexuelle Verlangen. Probieren Sie aus, welcher »Hitzegrad« Ihnen den meisten Sexspaß bringt.

19 Knoblauch regt die Durchblutung im Genitalbereich an. Für heiße Häppchen: Geschälte Knoblauchzehen mit Olivenöl beträufeln und braten, bis sie butterweich sind (nicht braun werden lassen, sonst schmeckt der Knoblauch bitter). Am besten auf knusprigem Baguette verzehren.

20 Eier bringen das sexuelle Verlangen in Schwung. Für ein intimes Frühstück: Eier mit Frischkäse verrühren und etwas Kaviar darübergeben.

21 Tomaten sind ein tolles Aphrodisiakum. Essen Sie, wenn möglich, im Sommer frisch gepflückte, vollreife Tomaten, die noch warm von der Sonne sind.

22 Das Echte Johanniskraut kann die sexuelle Erregung und das sexuelle Empfinden verstärken.

23 Schokolade steht auf der Liste der Aphrodisiaka ganz oben. Tauchen Sie Ihre Brustwarzen in flüssige Schokolade, um sie von Ihrem Partner abschlecken zu lassen.

24 Bereiten Sie erotische Mahlzeiten zu. Ideen dazu finden Sie in »Erotik-Kochbüchern«, die Rezepte für Sex-Food enthalten.

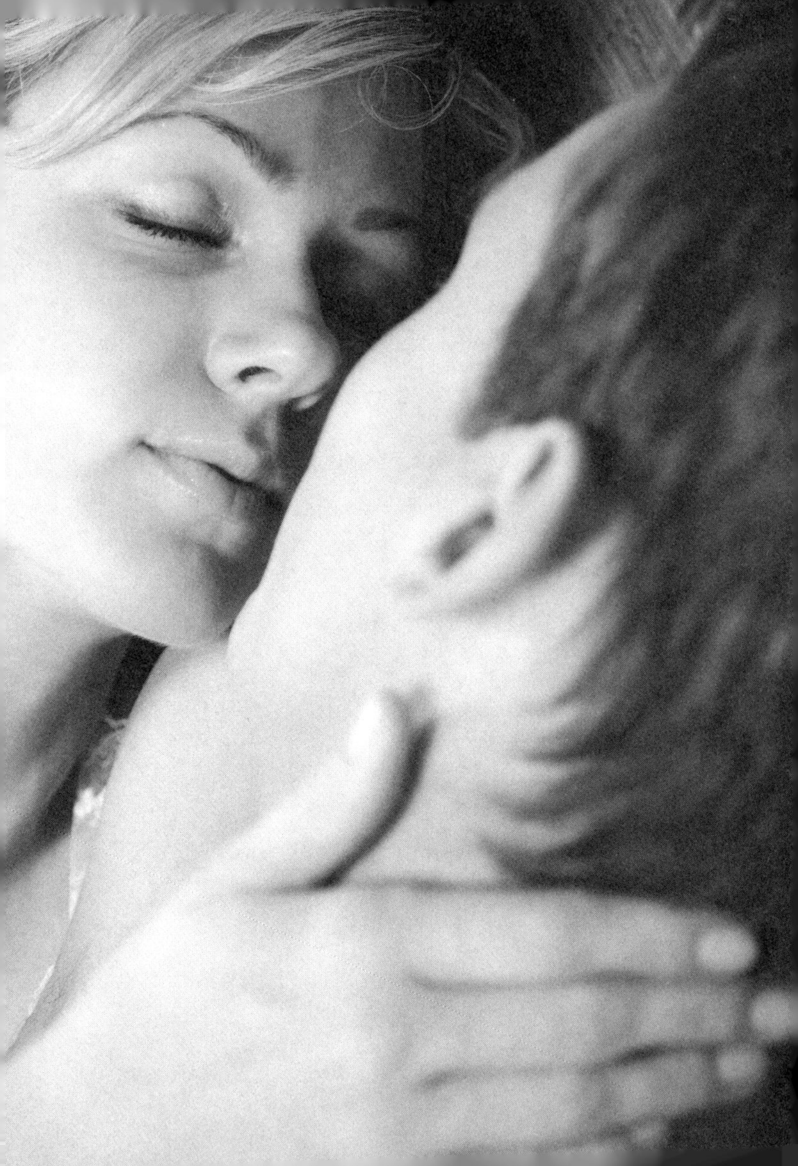

Süße Liebe

Sie schwelgen in der Süße Ihrer Liebe. Liegt es da nicht nahe, auch das Liebesspiel noch mehr zu versüßen? Probieren Sie's aus!

25 Träufeln Sie aus einiger Höhe Schokoladensirup auf den nackten Körper Ihres Partners. Empfehlung für den Liegenden: Geschlossene Augen intensivieren die Empfindungen ganz besonders.

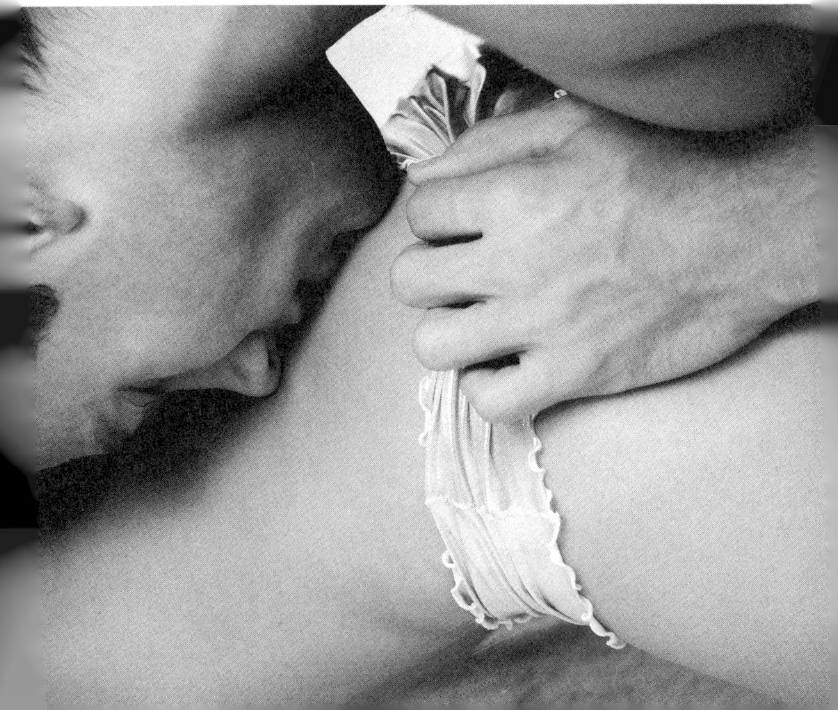

26 Lassen Sie vor dem oralen Sex Marshmallows oder einen Schokokuss auf der Zunge zergehen.

27 Lecken Sie sich gegenseitig geschlagene Sahne von der Brust und den Genitalien.

28 Fertigen Sie essbaren Schmuck an, zum Beispiel aus Lakritzschnecken, Bonbons, Gummibärchen, Nüssen oder kleinen Brezeln. Dann schmücken Sie beide Ihren nackten Körper und genießen Sie einen lustvollen Schmaus.

29 Beträufeln Sie sich beide üppig mit kaltem Karamellsirup – die Zungenorgie kann beginnen.

30 Süßer Oralsex: Füllen Sie Ihren Mund vorher mit Marmelade.

31 Doppelt lustvoll verzehren: Servieren Sie sich Ihr Lieblingsdessert auf dem Genitalbereich Ihres Sexpartners.

32 Verteilen Sie Honig auf dem Körper Ihres Partners und schlecken Sie nach Herzenslust.

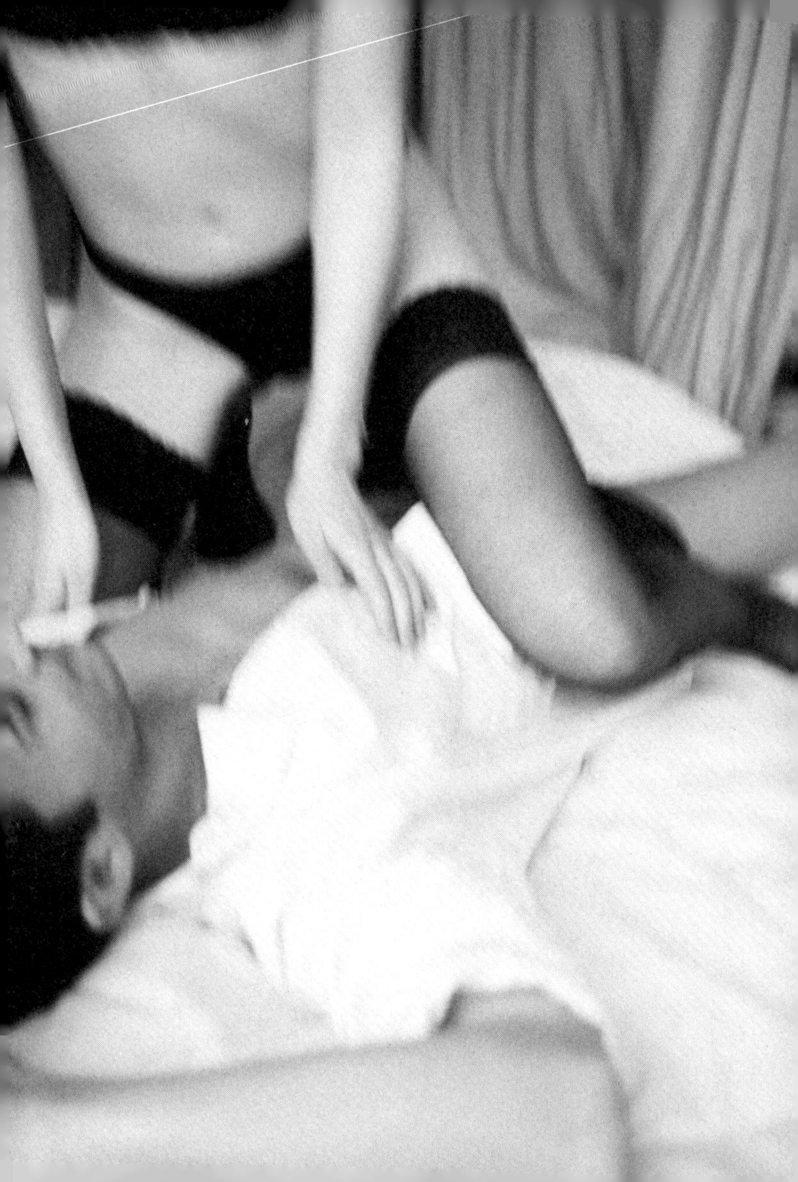

Zwei

Intime Fantasien

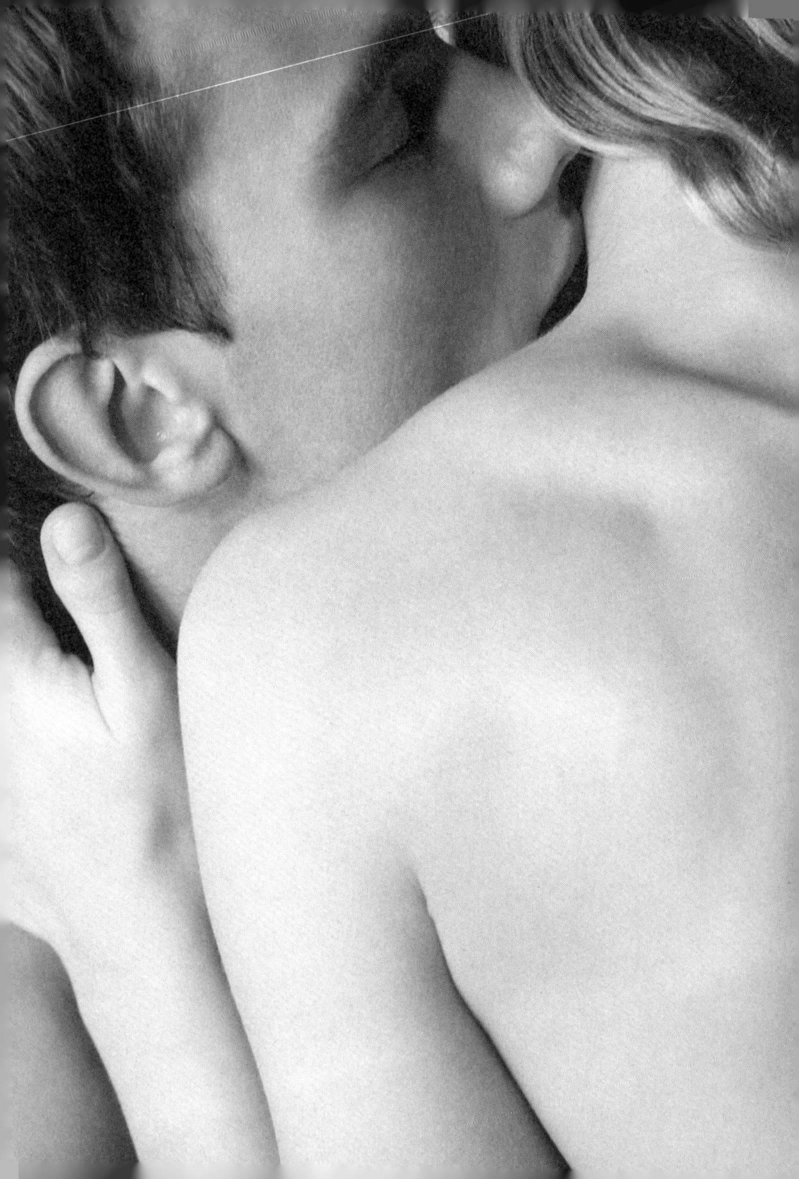

Spiel mit mir!

Rollenspiele können Ihre intimsten Leidenschaften und geheimen Wünsche zum Vorschein bringen.

33 Während Sie so tun, als seien Sie willenlos und bewegungsunfähig, entkleidet und wäscht Ihr Partner Sie und macht Sex mit Ihnen.

34 Sie spielen das Baby, Ihr Partner die Mutter oder den Vater.

35 Spielen Sie zwei Wildfremde, die sich zufällig in einer Bar begegnen und miteinander flirten.

36 Schlafen Sie miteinander, als ob Sie den allerersten Sex in Ihrem Leben hätten.

37 Spielen Sie eine Szene, in der Sie als Journalist/Journalistin eine Jungfrau, einen Bondage-Experten, einen Voyeur usw. interviewen.

38 Servieren Sie als Kellner/Kellnerin das Lieblingsgericht Ihres Partners und flirten Sie dabei heftig.

Sexy Kostümierung

39 Leihen Sie sich eine echte Uniform und schlüpfen Sie in die Rolle des ursprünglichen Uniformträgers.

40 Besorgen Sie sich ein Kostüm oder ein Outfit, in dem Sie aussehen wie eine der Fantasiefiguren, die Ihr Partner besonders mag. Überraschen Sie ihn damit!

41 Organisieren Sie eine »Kostümparty für zwei« und probieren Sie verschiedene Rollenspiele aus, zum Beispiel: Lehrer/Schüler, Krankenschwester/Patient, Gefängniswärter/Gefangene, Pirat/Hure usw.

42 Machen Sie gemeinsam einen Erste-Hilfe-Kurs und spielen Sie anschließend Arzt und Krankenschwester.

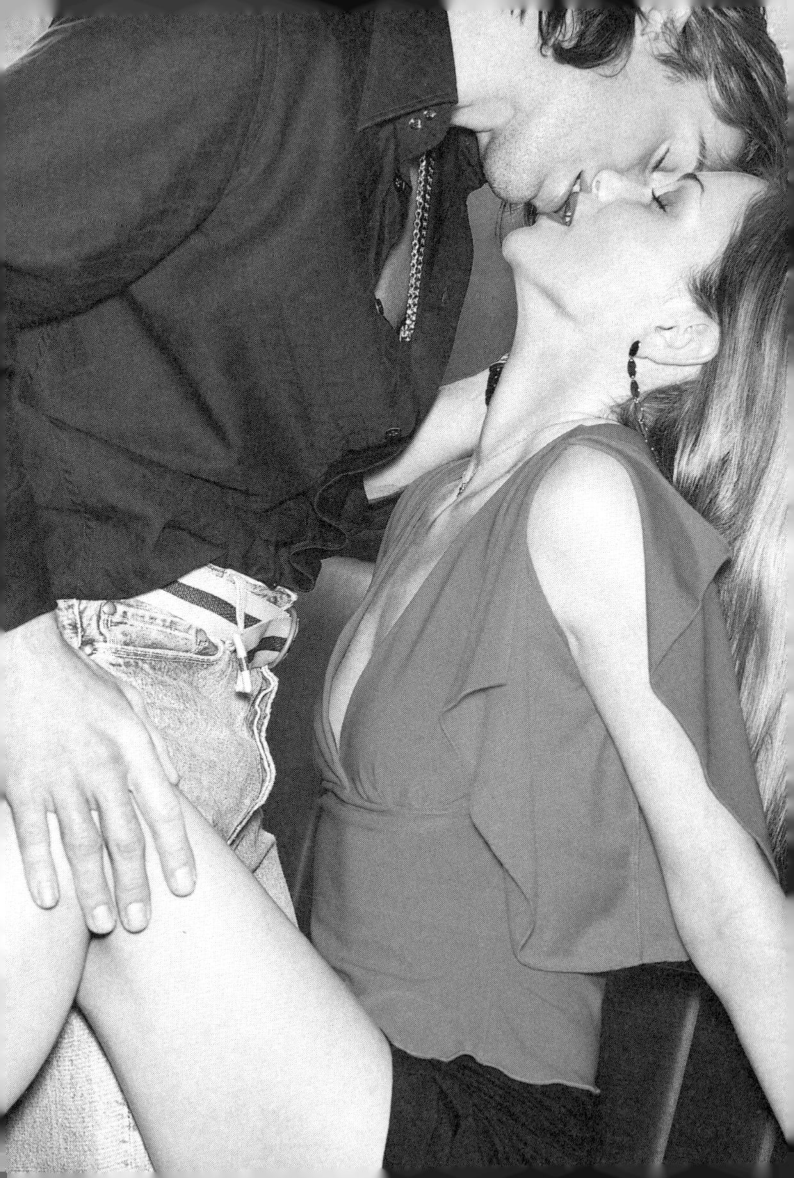

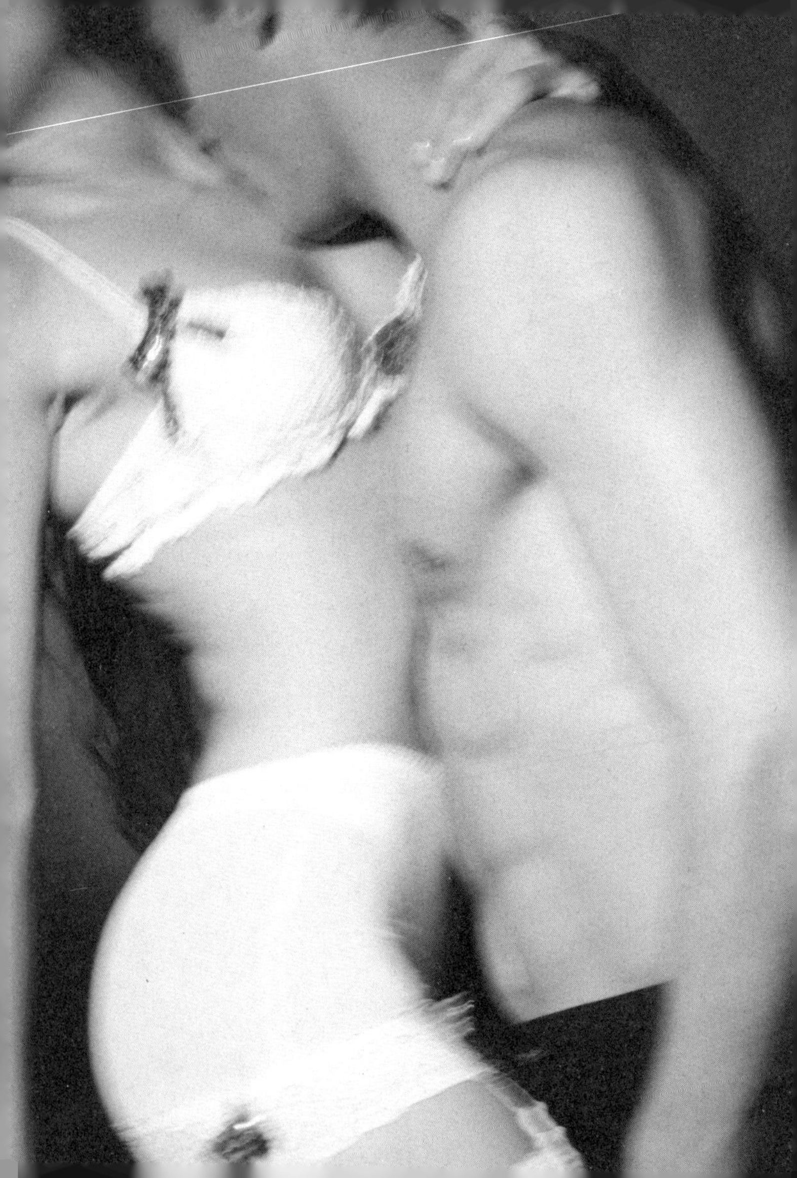

43 Werfen Sie sich in Schale und spielen Sie einen hoch »subventionierten« Gigolo oder ein hochkarätiges Callgirl.

44 Verpacken Sie sich als Geschenk für Ihren Partner.

45 Denken Sie sich erotische Bekleidungen aus, wobei der eine das Outfit des anderen entwerfen sollte.

46 Schlingen Sie eine Perlenkette um Ihre Hand und streichen Sie damit über die Genitalien Ihres Partners.

47 Reservieren Sie eine Truhe oder einen Koffer, um darin besondere Kleidung und Requisiten für Ihre Sexspiele zu sammeln.

Nichts ist unmöglich!

48 Wie wär's mit Sex in einem Fahrstuhl, der zwischen den Stockwerken steckengeblieben ist? Probieren Sie's erst zu Hause aus, zum Beispiel in einer kleinen Kammer oder im Kleiderschrank.

49 Packen Sie gemeinsam einen Überlebenskoffer mit allem, was Sie auf einer einsamen Insel brauchen – für heißen Sex.

50 Schreiben Sie gemeinsam eine Liste mit Sextechniken und Orten oder Plätzen, die Sie als erotisch empfinden, und wo Sie gerne Sex haben würden. Notieren Sie außerdem, zu welchen Uhrzeiten Sie tagsüber gerne Sex hätten. Streichen Sie durch, was Sie »erledigt« haben.

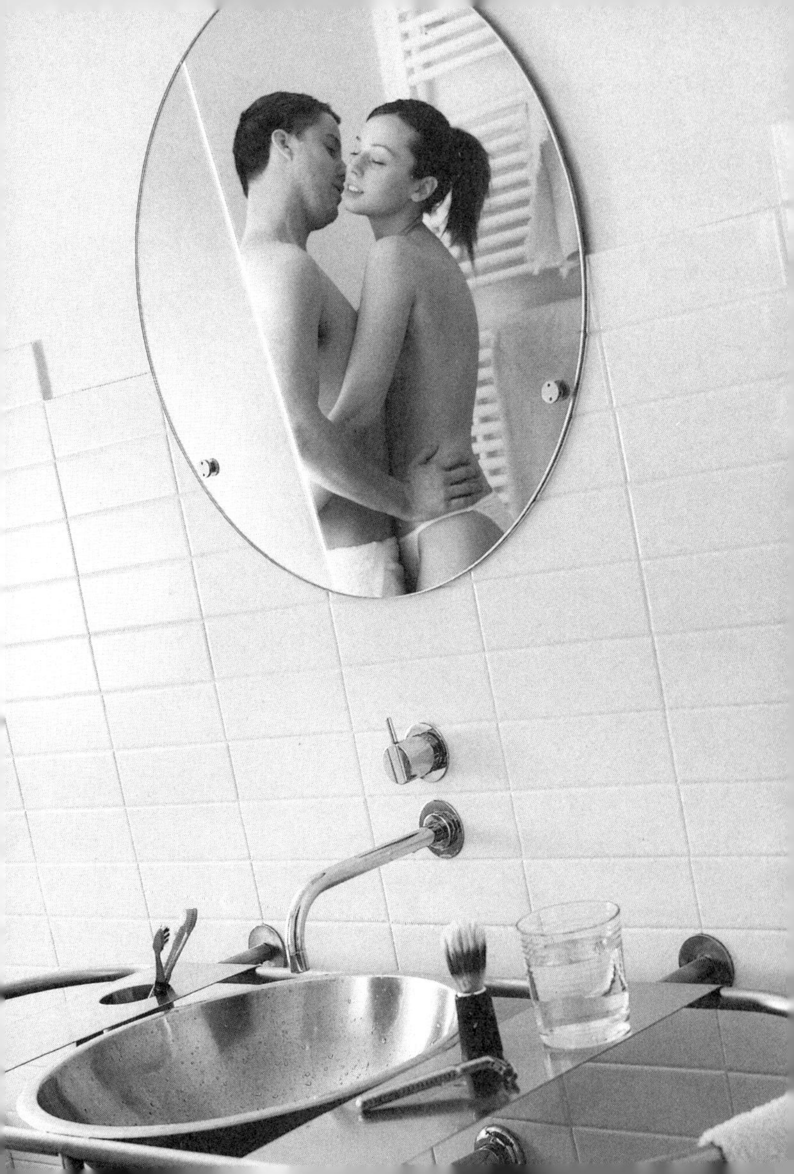

Hand aufs Herz!

Würfeln Sie darum, wer zuerst drankommt. Der Gewinner würfelt gleich noch einmal, liest laut den Satz mit der gewürfelten Zahl vor und vervollständigt die Entschuldigung.

51 Der Biss an meinem Hals stammt von …

52 Diese Valentinsblumen …

53 Wir haben uns nur geküsst, es ist nicht …

54 Diese Kratzspuren habe ich von …

55 Das Haar auf meiner Jacke ist …

56 Nicht heute Nacht, ich habe …

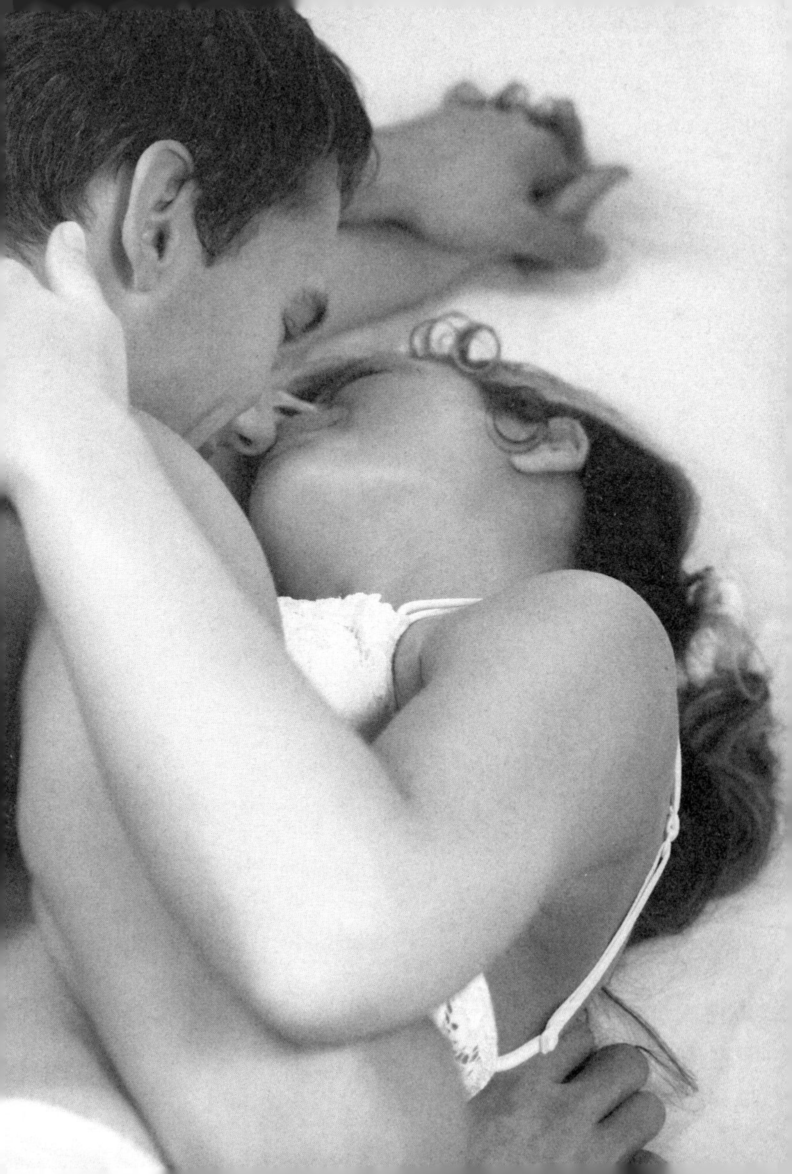

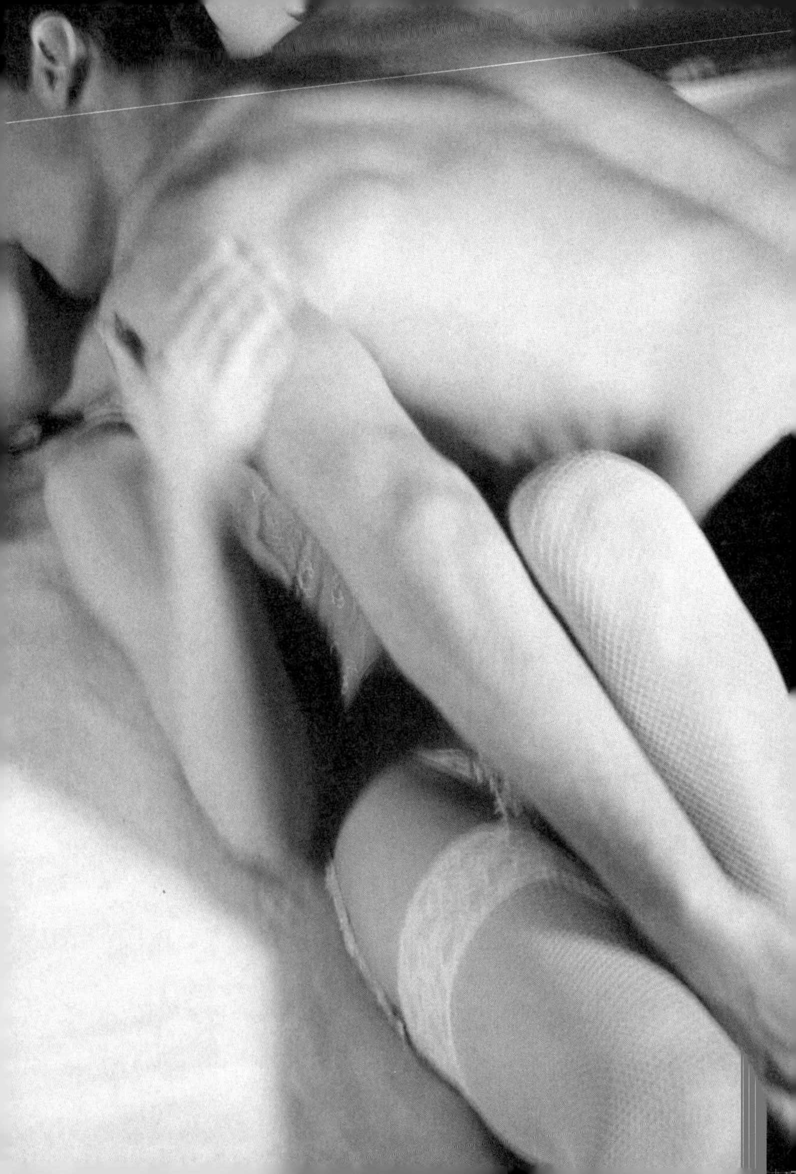

Drei

Hautnah

Das tut gut!

57 Eiswürfel stimulieren die Haut: Streichen Sie mit dem Eis über die Füße, den Hals, die Lippen, den Bauchnabel oder die Genitalien Ihres Partners – ganz gleich wo, Hauptsache die Erregung wächst.

58 Tropfen Sie flüssiges Wachs auf den nackten Körper Ihres Partners. Wenn das Wachs fest geworden ist, kratzen Sie es mit den Fingernägeln ab und streichen mit einem Eiswürfel über die Stelle.

59 Wandern Sie mit Ihrer Zunge auf dem Körper Ihres Partners von oben nach unten bis zu den Schenkeln.

60 Füllen Sie Murmeln in einen Socken und massieren Sie damit den Po Ihres Partners.

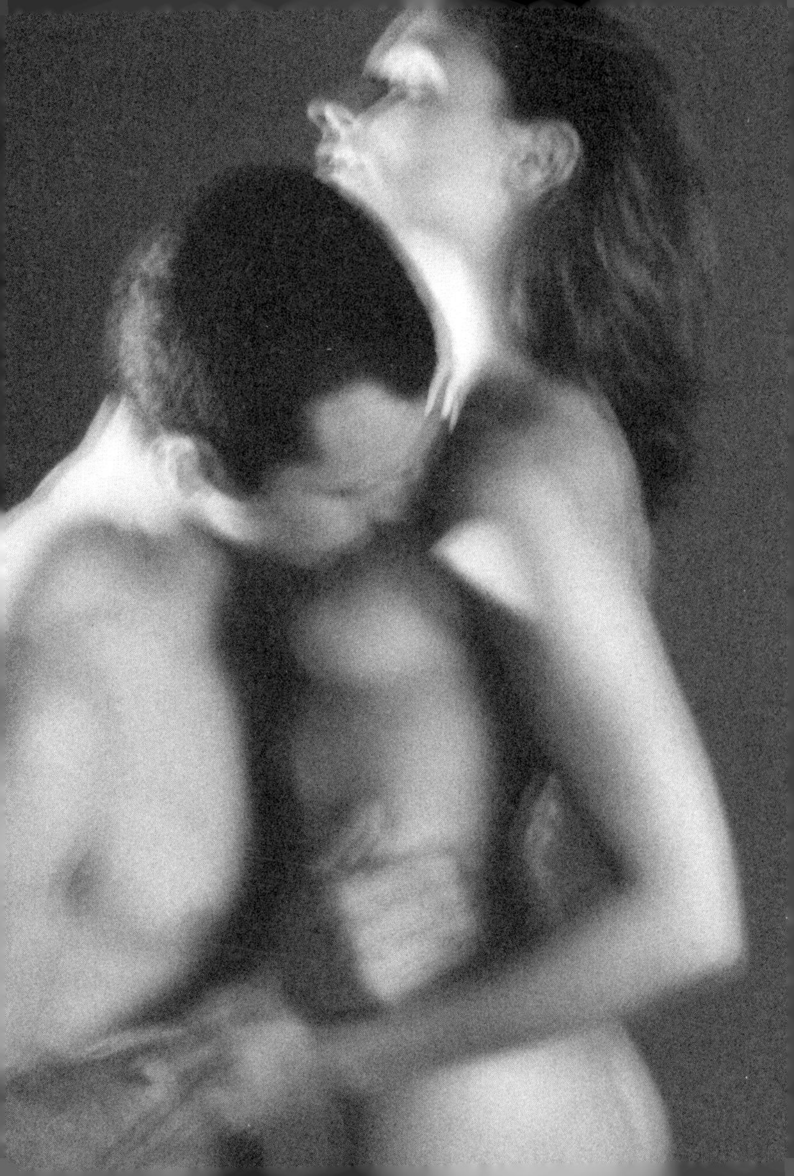

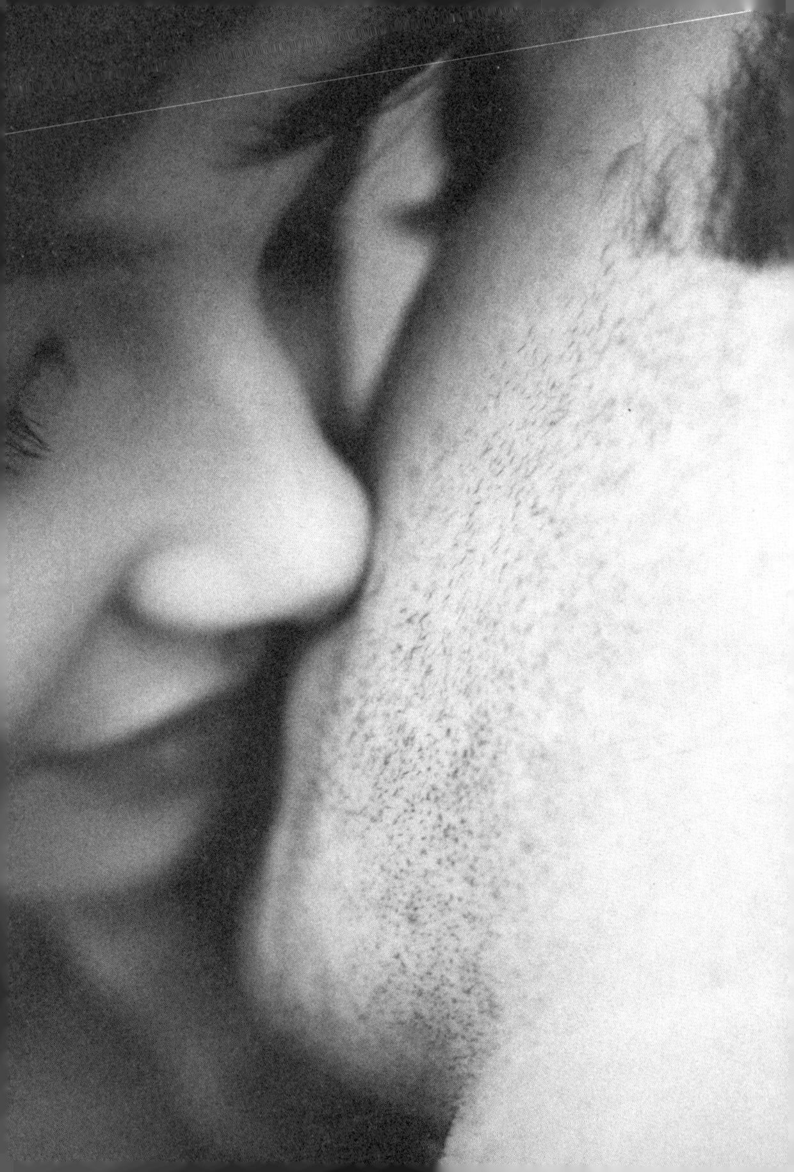

Lustvolle Berührungen

61 Sinnliche Massage: Verwenden Sie eine weiche Bürste (oder ein Tuch). Beginnen Sie auf der Handfläche der rechten Hand. Führen Sie die Bürste über den Arm zur Schulter, um sie dann über die rechte Körperseite bis zu den Zehen hinabzustreichen. Anschließend wenden Sie sich der linken Seite zu, wobei Sie wiederum mit der Hand beginnen.

62 Bürsten Sie sanft die Haare Ihres Partners. Zum Abschluss streichen Sie mit der Bürste vom Kopf über die Wirbelsäule bis zum Po.

63 Sie haben große Lust, mit der Bürste einen sanften Klaps auf den nackten Po Ihres Partners zu geben. Tun Sie's!

Sinnliches zum Aufwecken

64 Weckt sanft: Fahren Sie mit der Zunge über die Wirbelsäule Ihres schlafenden Partners.

65 Macht hellwach: oraler Sex während Ihr Partner noch schläft.

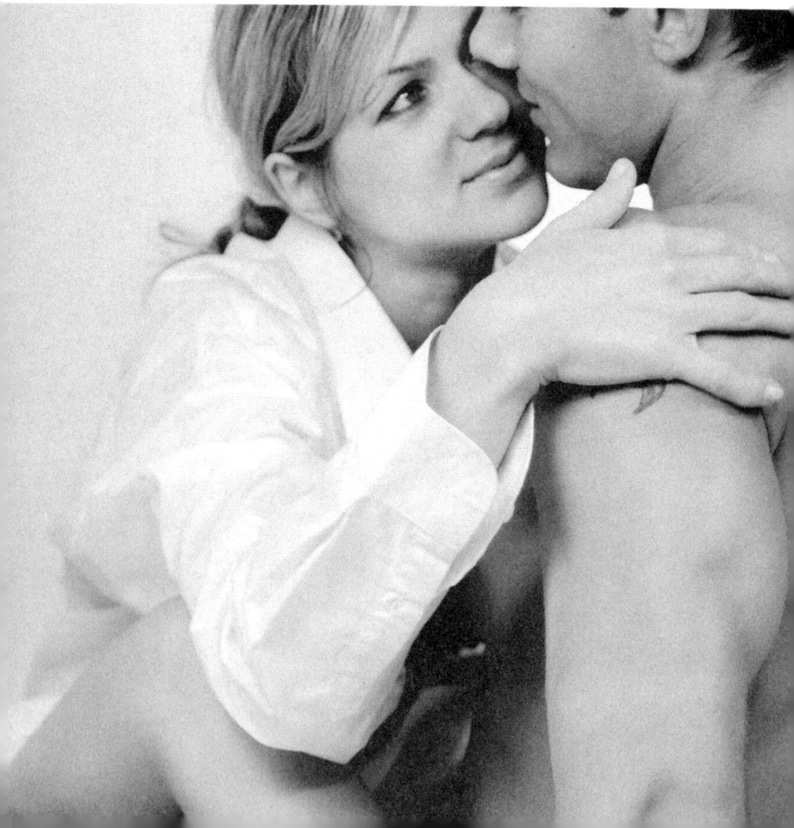

66 Stellen Sie den Wecker immer wieder mal so, dass die Zeit vor dem »offiziellen« Aufstehen noch für heißen Sex reicht.

67 Federleichtes Streicheln von den Zehenspitzen bis zum Kopf weckt – die Lust.

68 Wecken Sie Ihren Partner mit einem leidenschaftlichen Kuss.

69 Probieren Sie morgens mal das Anziehspiel: Sie ziehen sich gegenseitig an – und vielleicht wieder aus.

NIcht aufhören!

70 Massieren Sie den Körper Ihres Partners – nur mit der Zunge.

71 Benutzen Sie Ihre Fingerspitzen zur Kopfmassage Ihres Lieblings. Beginnen Sie am Haaransatz im Nacken und arbeiten Sie sich langsam bis zum Scheitel hoch. Beenden Sie die Massage mit einer vom Kopf weg schnellenden Bewegung, als ob Sie alle Spannung fortschleudern wollten.

72 Gehen Sie in die 69er-Position und massieren Sie sich gegenseitig – ohne die Genitalien zu berühren.

73 Massieren Sie Ihren Partner und erzählen Sie etwas über den Körperteil, den Sie gerade massieren. Sie dürfen alles sagen ...

74 Handmassage mit einer gut riechenden Lotion oder Creme: Massieren Sie Ihren Partner jeweils von der Fingerspitze bis zum Handgelenk. Konzentrieren Sie sich dabei auf jedes Fleckchen des Handgelenks, des Handrückens, der Handfläche, des Daumens sowie auf die Fingergelenke und jede Fingerspitze. Küssen Sie die Finger oder saugen Sie daran.

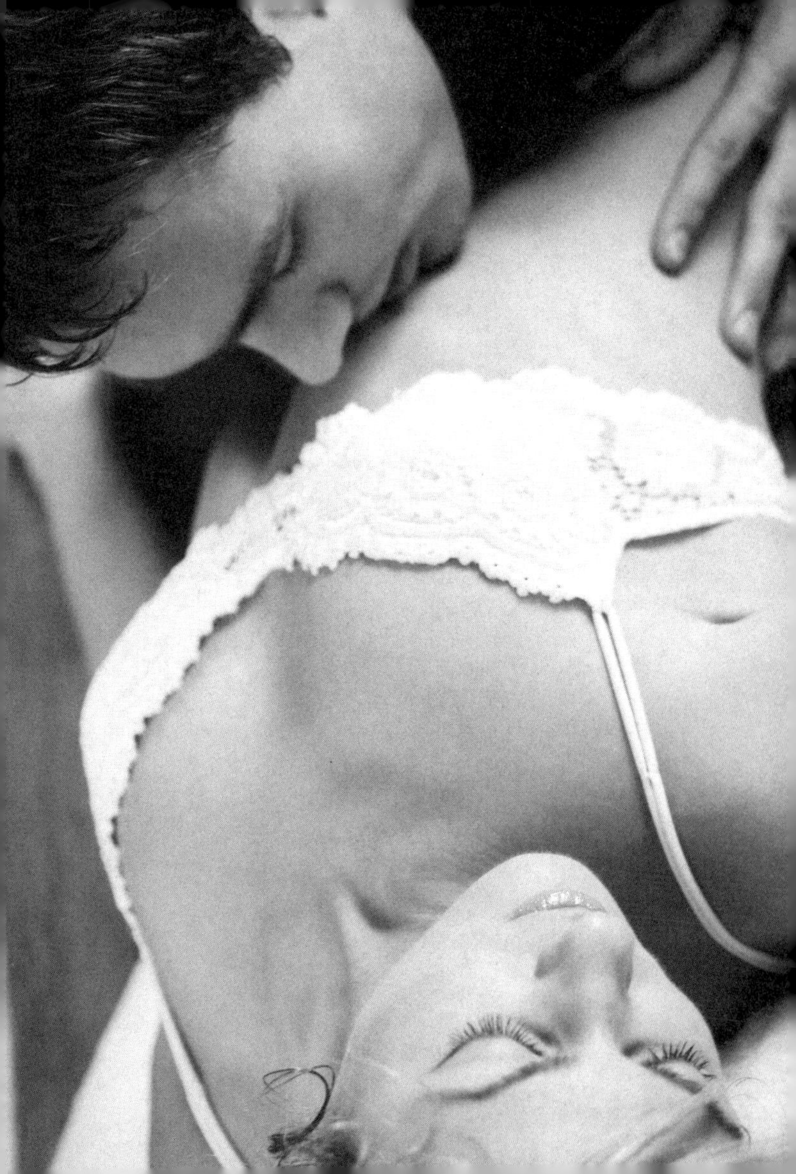

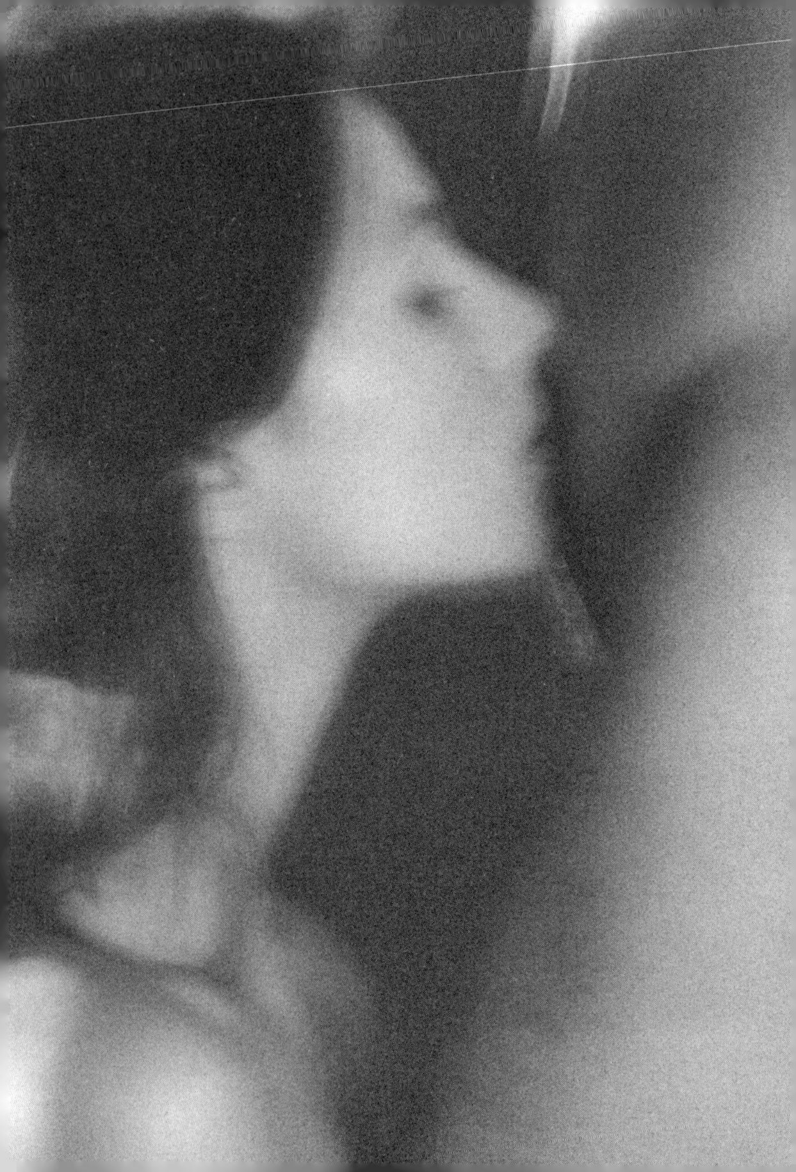

75 Während Sie flach auf dem Bauch liegen, führt Ihr Partner seinen Daumen mit leichtem Druck und in kreisförmigen Bewegungen vom Nacken bis zum unteren Ende der Wirbelsäule.

76 Stirnmassage: Legen Sie Ihre Daumen auf die Stirnmitte, sodass Ihre Hände auf den Schläfen ruhen. Dann streichen Sie mit den Daumen sanft oder fest über die Augenbrauen.

Sinnliche Öle

Duftende Massageöle sensibilisieren alle Sinne für lustvolle Empfindungen. Binden Sie diese Stimulanzien in Ihre Sexspiele ein! Massieren Sie sich am besten beide nacheinander.

77 Massieren Sie ein Duftöl mit beiden Händen erst in den rechten, dann in den linken Oberschenkel Ihres Partners ein. Die Massage beginnt oberhalb des Knies und endet in der Leiste.

78 Fortsetzung: Reiben Sie erst die Pobacken Ihres Partners mit Öl ein, dann lassen Sie Ihre Hände langsam zwischen die Oberschenkel wandern.

79 Massieren Sie verspannte Körperpartien. Suchen Sie die verspannten Stellen Ihres Partners und massieren Sie sie, dann kommen Sie dran. Verwenden Sie ein Massageöl und gehen Sie bei der Massage sanft vor (stärkere Verspannungen gehören in die Hand von Fachleuten).

80 Wann immer Sie massieren, beginnen Sie mit langsamen, sinnlichen Streichbewegungen, die Sie Schritt für Schritt zu einer anregenden, kräftigeren, mit beiden Händen ausgeführten Massage steigern können. Unterbrechen Sie das Kneten immer wieder mal durch leichtes Klopfen mit der flachen Hand oder den Fingern.

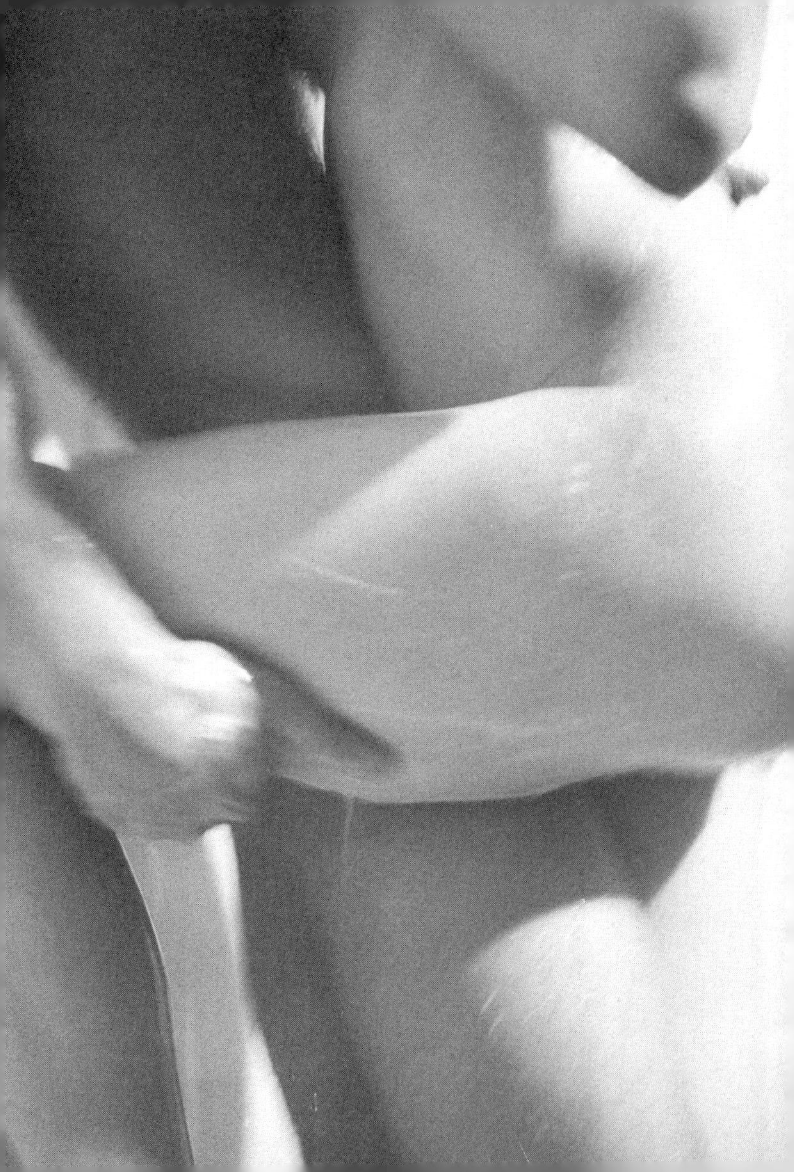

Aromatherapie

Wenn man Duftöl in die Haut einmassiert, entfaltet das ätherische Öl durch die Körperwärme seinen verführerischsten, berauschendsten Duft. Probieren Sie verschiedene der zahlreichen Duftnoten aus, zum Beispiel:

81 Köstliche, appetitliche Düfte: Zimt, Mandel und Apfel.

82 Exotische Düfte: Ylang-Ylang, Sandelholz und Jasmin.

83 Klassische Düfte: Lavendel, Rose und Kamille.

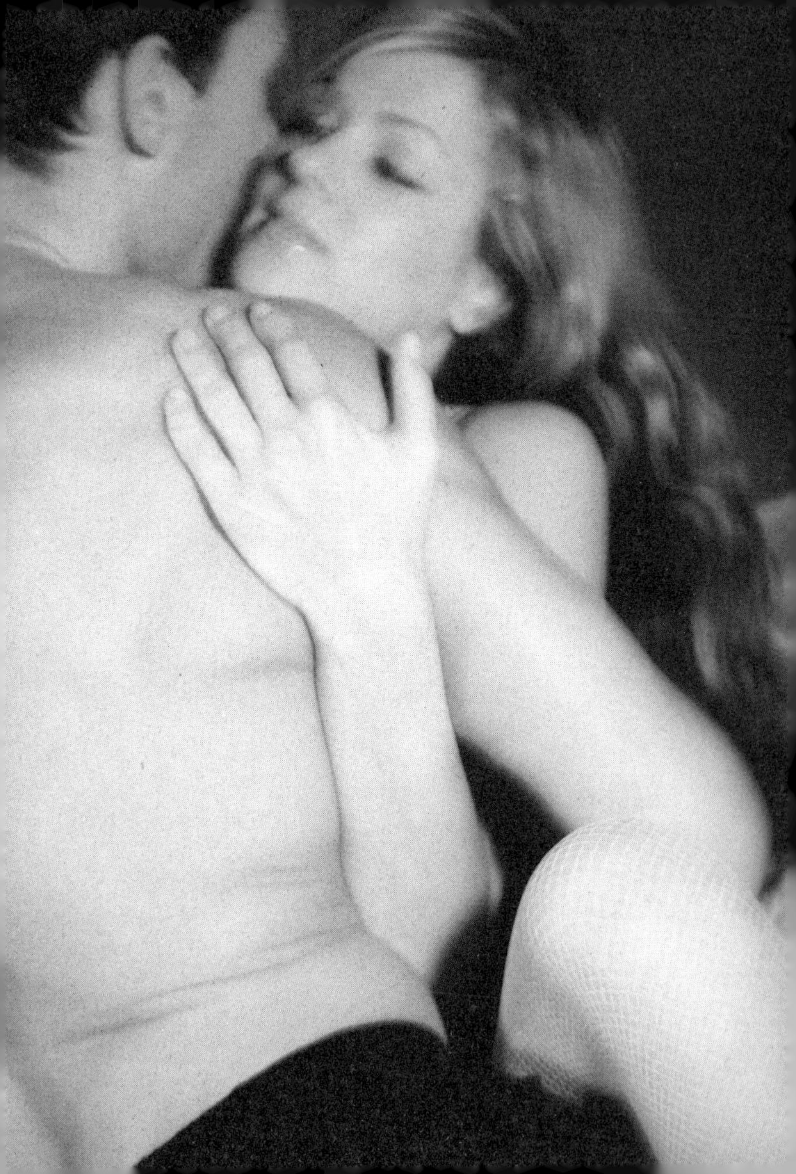

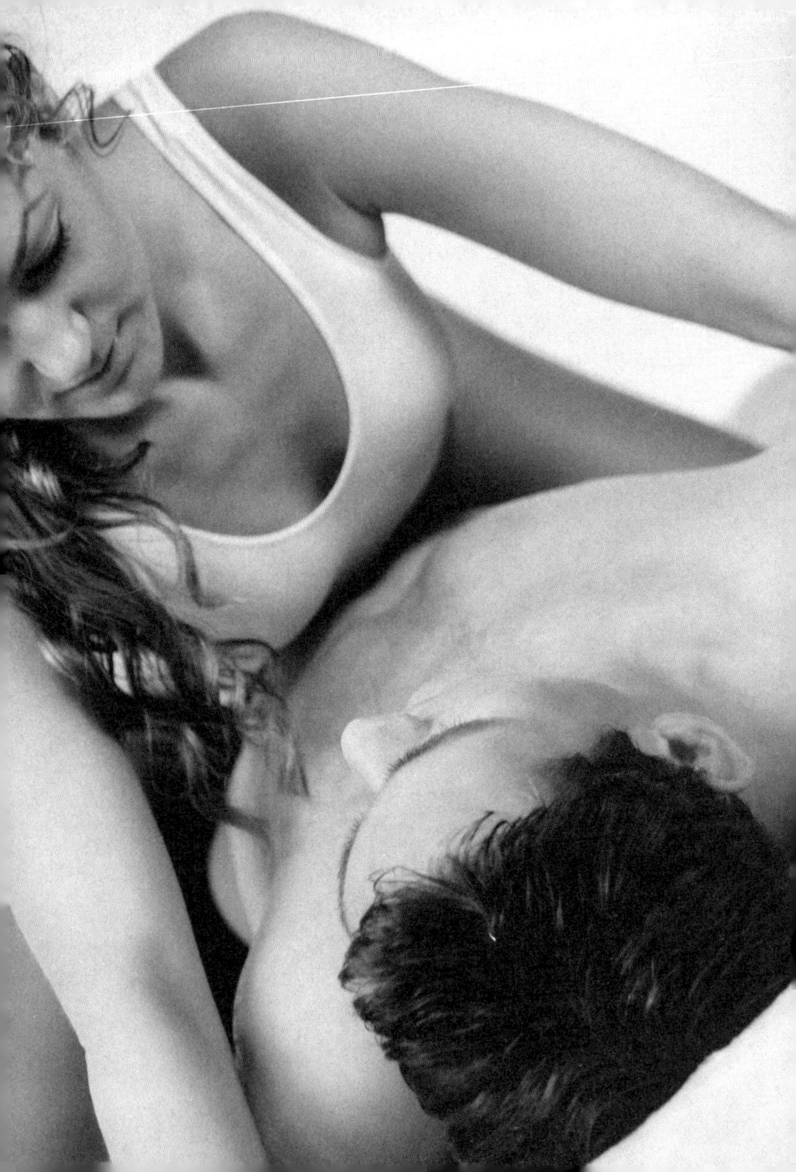

Vier

Verrückte Spiele

Spaß mit Kondomen

84 Blasen Sie Kondome auf und malen Sie mit Filzstiften witzige Muster oder anrüchige Bilder darauf.

85 Veranstalten Sie mit ungewöhnlichen Kondomen eine »Modenschau«. Wie Sie das »lebende Modell« aktiv und präsentabel halten, bleibt Ihrer Fantasie überlassen.

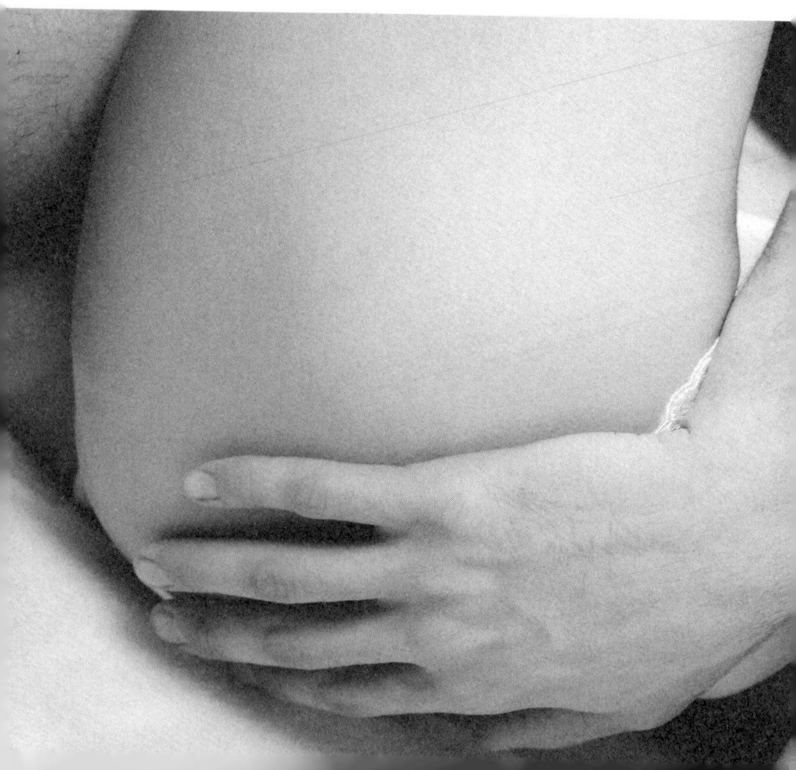

86 Binden Sie Ihren Partner mit Kondomen am Bett fest. Benutzen Sie diese Kondome aber nicht mehr für den Sex. Beschädigungen der Kondome sind selbst bei vorsichtiger Fesselung nicht ausgeschlossen!

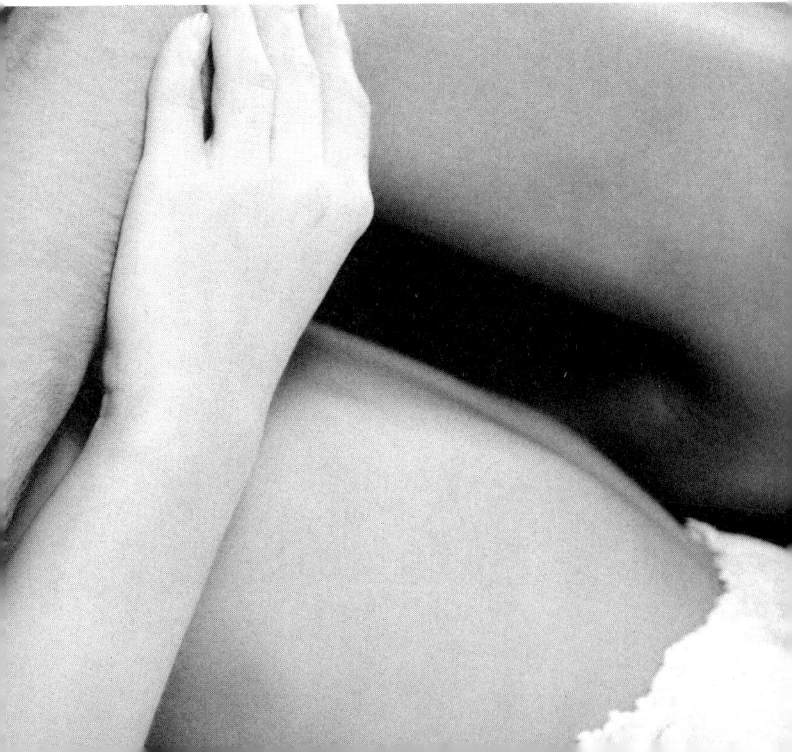

Lachen inklusive

87 Bedecken Sie Ihr Bett mit einer großen Plastikplane. Reiben Sie sich gegenseitig mit reichlich Öl ein und versuchen Sie, Sex zu haben, ohne sich irgendwo festzuhalten.

88 Füllen Sie eine Wasserpistole mit warmem Wasser und bespritzen Sie die erogenen Zonen Ihres »Opfers«.

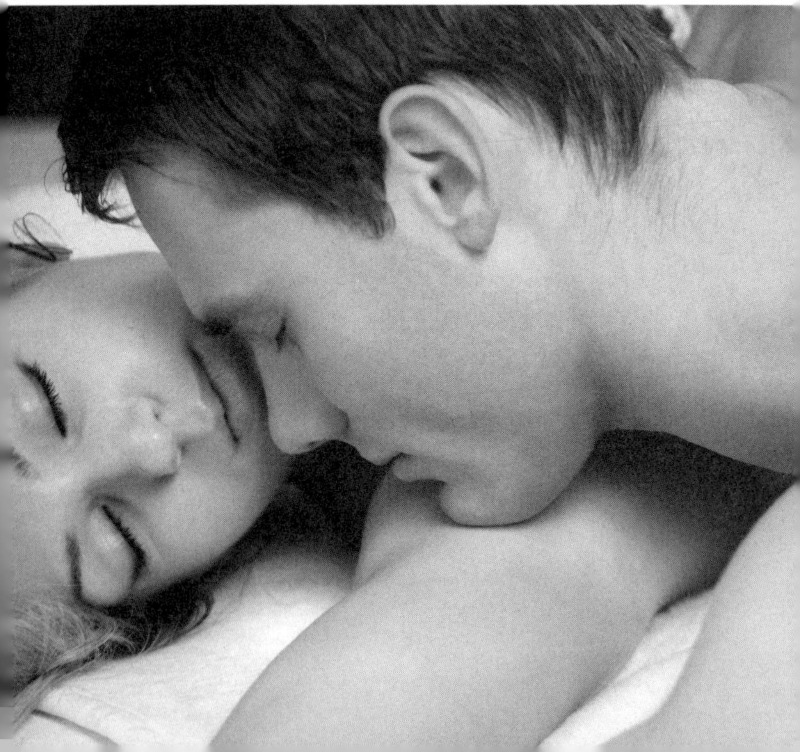

89 Losen Sie mit Würfeln, Karten oder Streichhölzern aus: »Ich wünsch mir, dass du ...«. Kommen Sie aber nicht gleich »auf den Punkt«, sondern denken Sie sich beide möglichst viele verschiedene verrückte (natürlich erregende) Sachen aus.

90 Toben Sie miteinander. Machen Sie eine Kissenschlacht, spielen Sie Fangen, oder bewerfen Sie sich mit (weichen, ungefährlichen) Gegenständen wie zum Beispiel Tischtennisbällen.

91 Rasieren Sie sich gegenseitig die Schamhaare in witzige Formen.

Oje, das wird hart!

92 Denken Sie sich eine Methode aus, wie Sie eine ungewöhnliche Körperpartie nutzen können, um Ihren Partner zum Orgasmus zu bringen.

93 Schwenken Sie kurz vor und während des Höhepunktes Ihre Hüften.

94 Versuchen Sie, allein durch das Denken an Ihren Partner einen Orgasmus zu bekommen.

95 Zögern Sie den Orgasmus so weit wie möglich hinaus, um Ihrem Partner mehr Genuss zu gönnen. Wenn Sie spüren, dass der Orgasmus »anrollt«, zählen Sie vor dem »Countdown« bis zwanzig. Versuchen Sie, es mit der Zeit bis fünfzig oder sogar bis hundert zu schaffen.

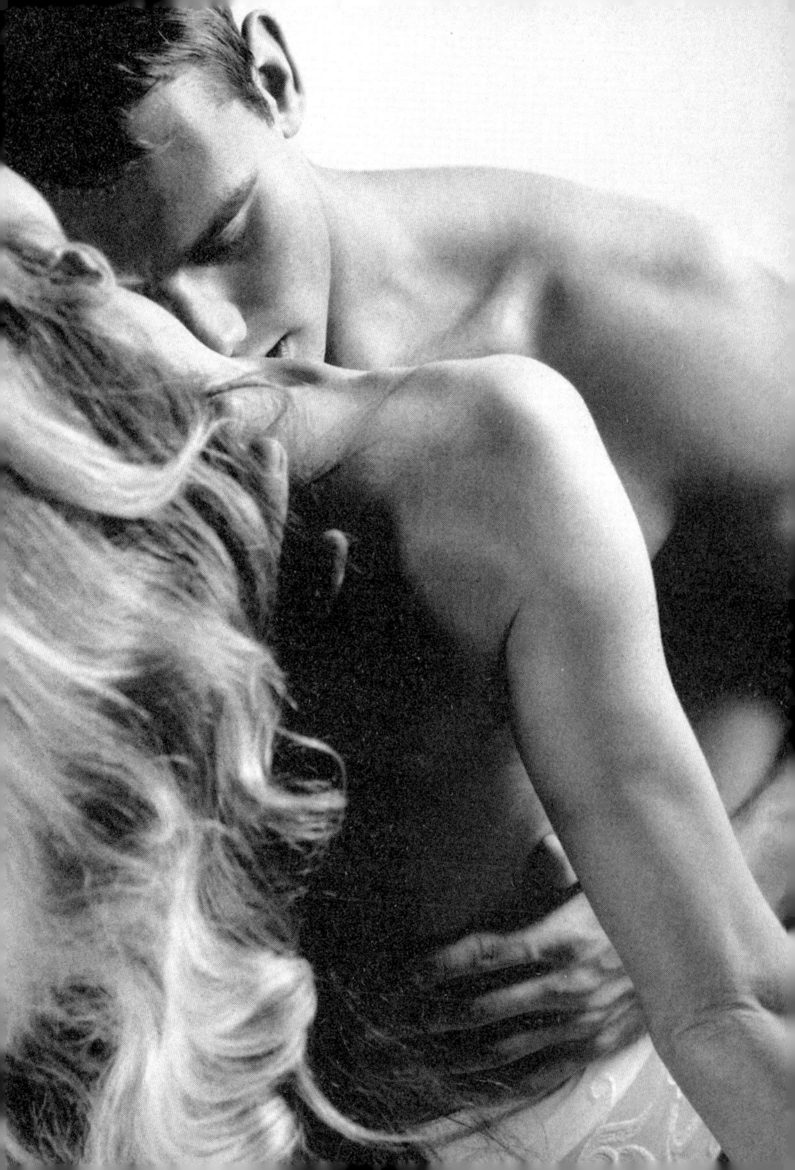

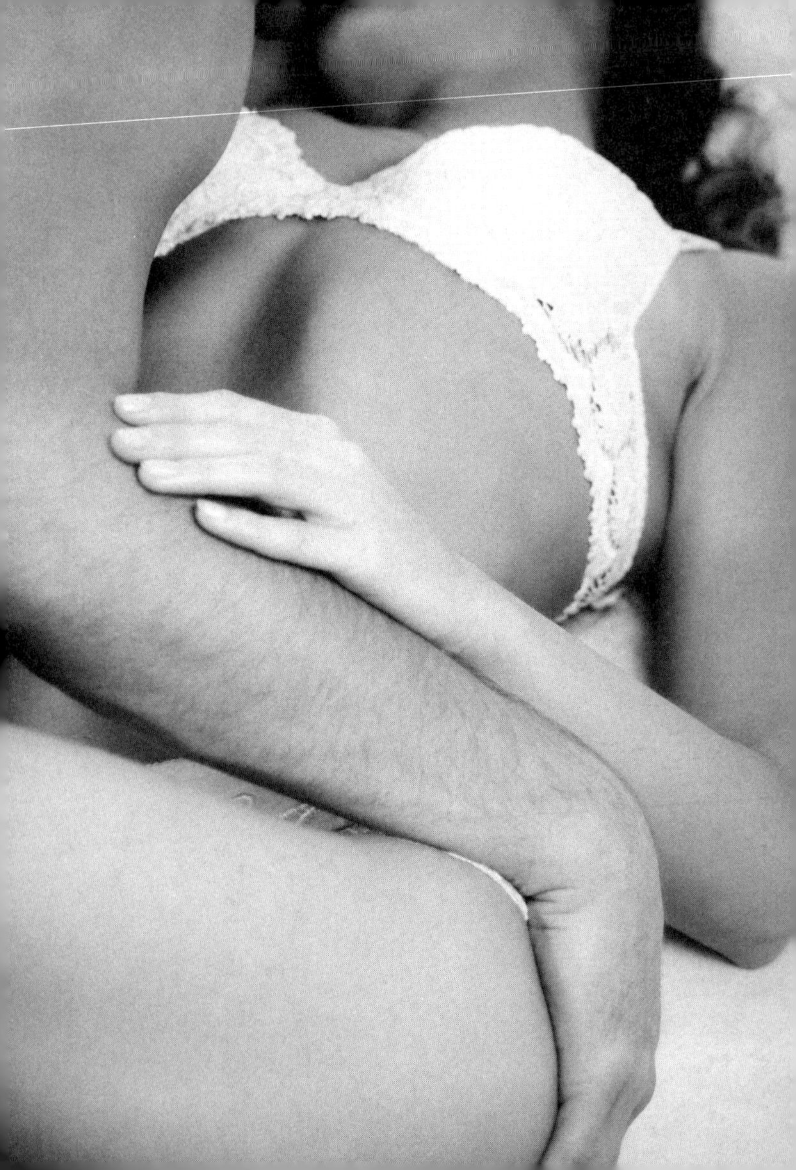

Schon mal probiert?

96 Pusten Sie mit einem Strohhalm auf den Genitalbereich.

97 Bewegen Sie sich, wenn Sie beim Sex »oben liegen«, nicht nur rauf und runter, sondern auch von rechts nach links.

98 Saugen Sie während des Sexaktes an den Fingern Ihres Partners.

Für Mutige

99 Machen Sie Sex auf einem Bürostuhl, der Rollen hat.

100 Prickelnd: Suchen Sie an Ihrem Arbeitsplatz ein Plätzchen, wo Sie mit Ihrem Partner einen Quickie machen können.

101 Während Sie beide im Restaurant beim Essen sitzen, ziehen Sie die Schuhe aus und massieren Sie die Innenseite der Oberschenkel Ihres Partners.

102 Machen Sie Sex auf der Motorhaube bei laufendem Motor. Die Vibrationen bringen das Lustempfinden garantiert in Schwung.

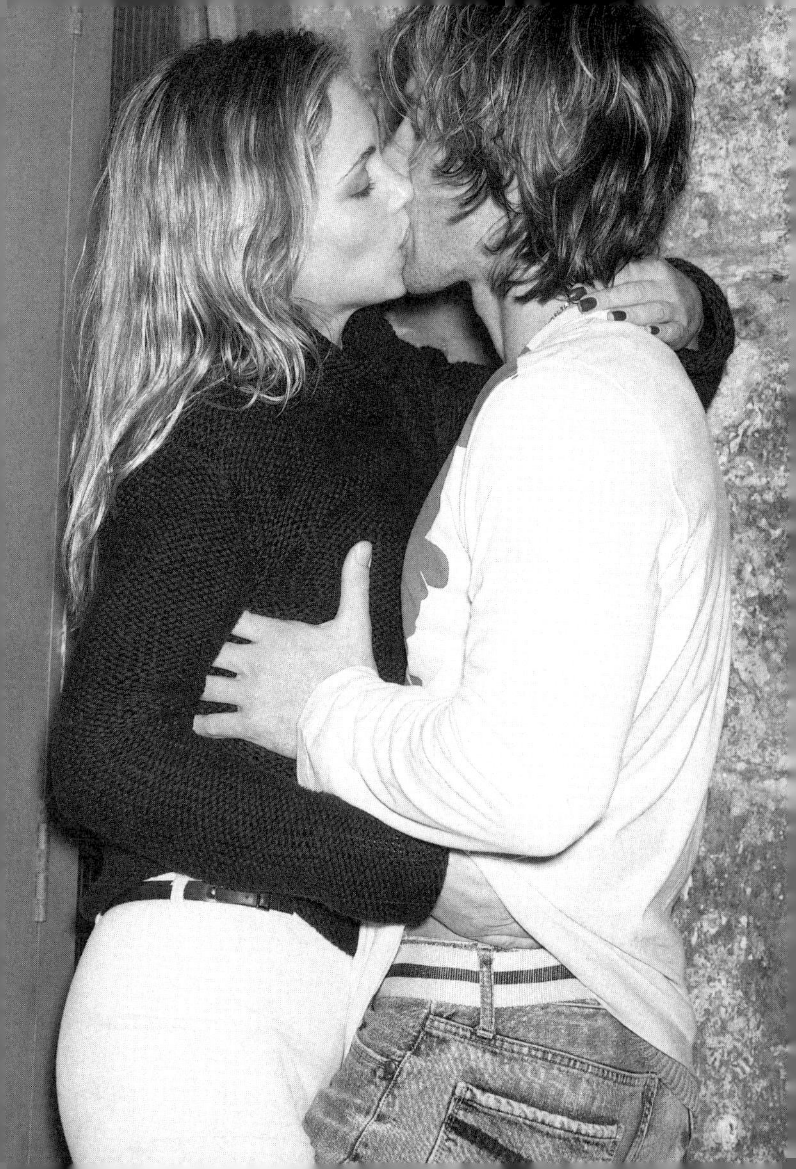

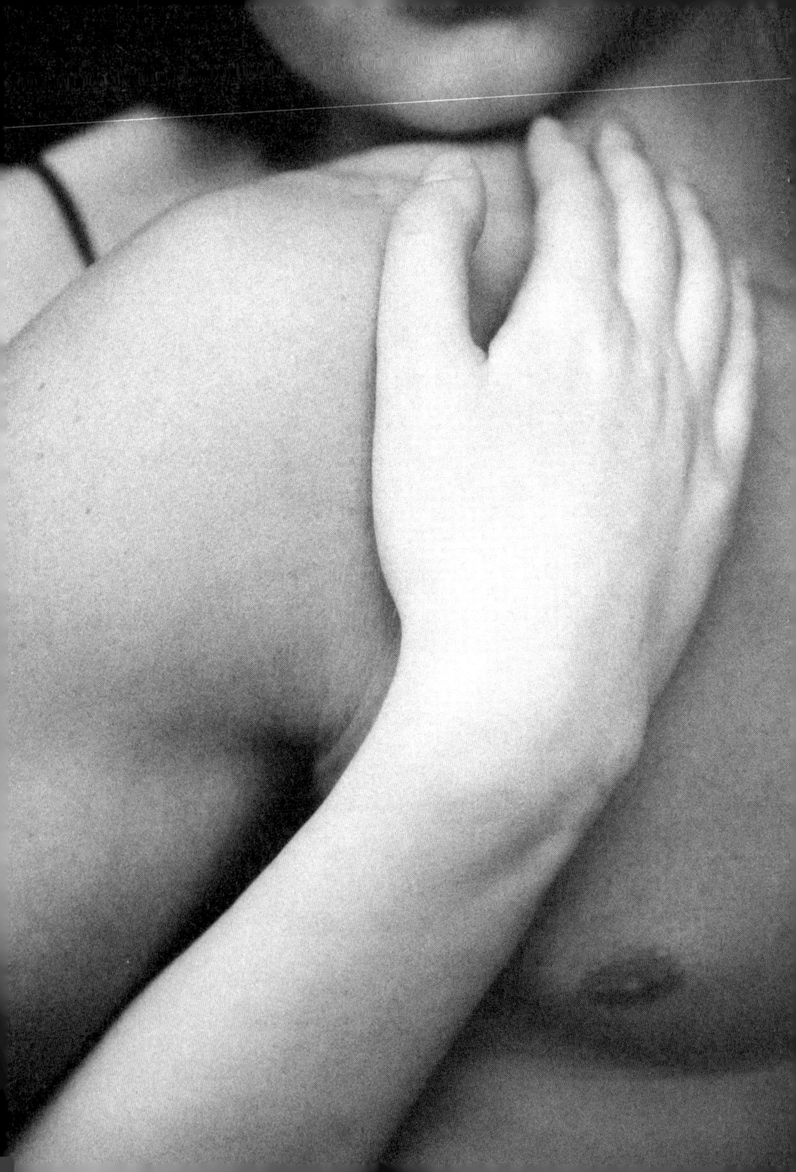

Spielzeug für Erwachsene

103 Befestigen Sie beim oralen Sex einen Vibrator unter Ihrem Kinn.

104 Kaufen Sie in der Apotheke mit Gel gefühlte Kühlelemente (kalte Kompressen), um den heißen Körper Ihres Partners beim Sex abzukühlen.

105 Massieren Sie den Körper Ihres Partners mit einem Vibrator. Meiden Sie die Genitalien und die Brustwarzen, aber bleiben Sie auf oder dicht an der Haut. Das macht Ihren Partner garantiert wild!

106 Legen Sie ein paar Igelbälle (Massagebälle) unters Bettlaken, bevor Sie Sex machen.

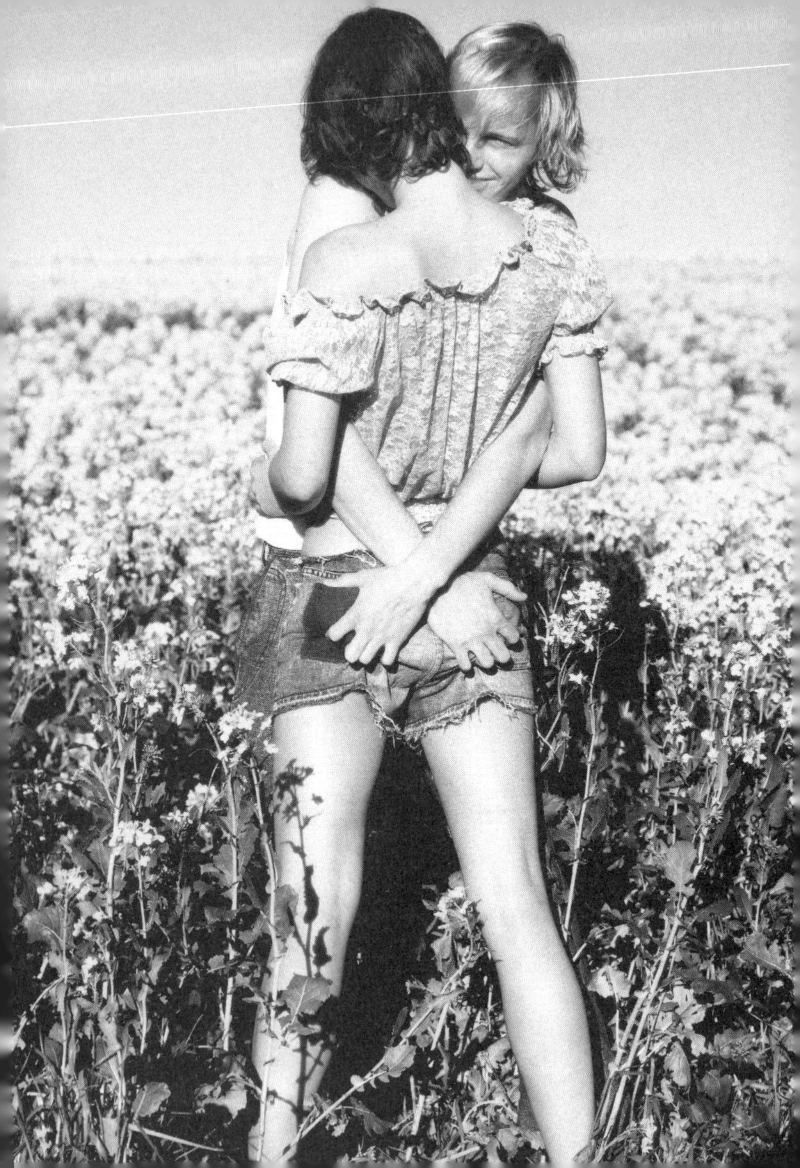

Fünf

Natur pur

Flower Power

Die Rose ist die ultimative Blume der Liebe, um die sich zahllose Legenden und Sagen ranken. In der antiken Mythologie verkörperte sie sowohl Aphrodite, die griechische Göttin der Liebe und Schönheit, als auch ihr römisches Gegenstück: die Venus.

107 Legen Sie eine einzelne rote Rose auf das Kopfkissen Ihres Partners.

108 Stecken Sie einzelne Blütenblätter in die Schamhaare Ihres Partners.

109 Die seidenweichen Rosenblütenblätter vermitteln ein sinnliches Gefühl. Streuen Sie vor dem Sex heimlich Rosenblätter auf das Bettlaken. In dem »Rosenbett« spüren Sie Ihren Partner besonders intensiv, da die Rosenblätter die Sensibilität der Haut erhöhen.

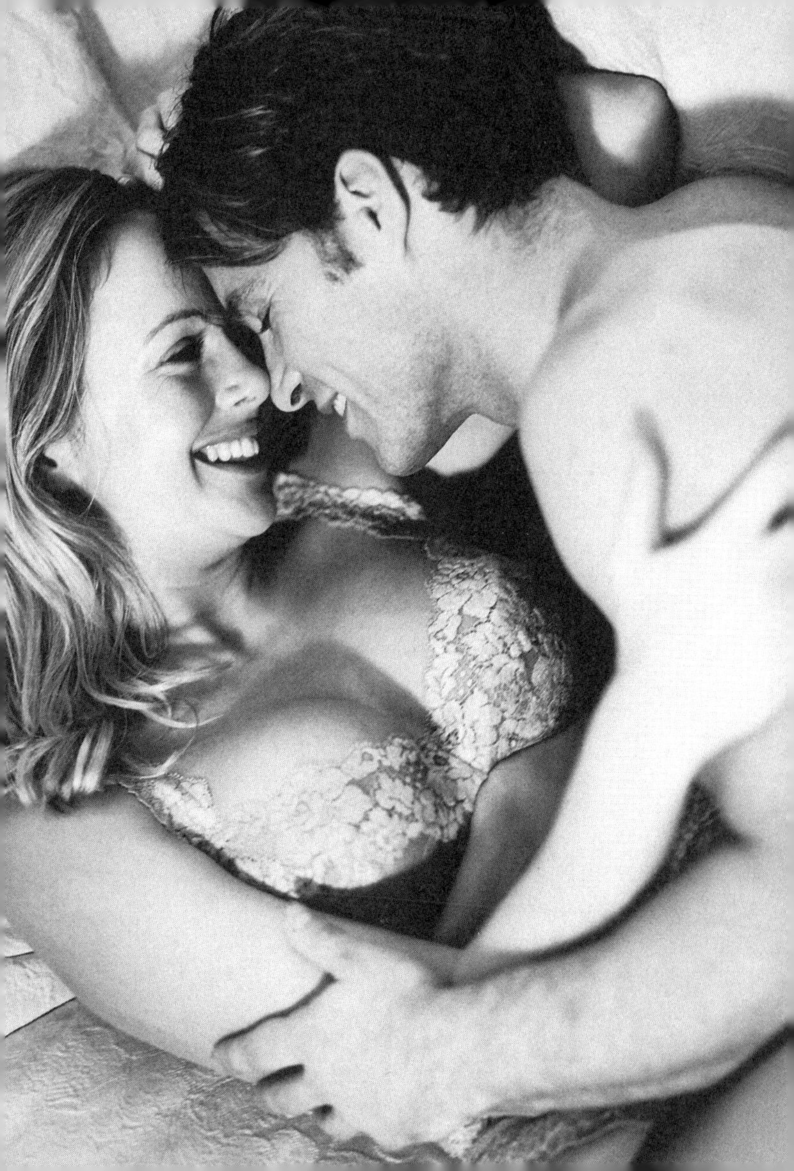

Nackt und bloß

110 Verbringen Sie ein paar Tage miteinander so, als sei der Strom ausgefallen. Verwenden Sie Kerzen, essen Sie Nahrung, die man nicht kochen muss, und duschen Sie mit kaltem Wasser. Finden Sie neue Möglichkeiten, sich die Zeit zu vertreiben und sich gegenseitig zu wärmen.

111 Lassen Sie den Fernseher eine Woche lang ausgeschaltet. Dehnen Sie die »Auszeit« dann mal auf einen Monat aus.

112 Verbringen Sie gemeinsam ein Wochenende vollkommen nackt.

113 Breiten Sie in einer lauen Vollmondnacht eine große Decke unter freiem Himmel aus, und machen Sie Sex im Mondschein.

Die Vögel und die Bienen

114 Forschen Sie mal nach, wie unterschiedliche Tierarten das jeweilige »andere« Geschlecht anziehen. Probieren Sie deren Methoden gemeinsam aus.

115 Stellen Sie sich vor, Sie sind Ihr Lieblingstier, und ahmen Sie gemeinsam dessen Art, Sex zu machen, nach. Wählen Sie zur Abwechslung andere, außergewöhnliche Tiere als »Vorlage« für dieses Spiel.

116 Noch ein Liebesspiel aus der Welt der Natur: Sie spielen die Hummel, Ihr Partner die Blume oder umgekehrt.

Unter freiem Himmel

Sex unter freiem Himmel ist nicht nur prickelnd erotisch, sondern auch gesund für Ihre Partnerschaft. Sie wissen doch: Abwechslung hält das Sexleben in Schwung!

117 Finden Sie heraus, wo es in Ihrer näheren Umgebung ein »sextaugliches Plätzchen« unter freiem Himmel gibt – im Park, im Wald, am Strand usw.

118 Besorgen Sie sich ein aufblasbares Kinderplanschbecken und veranstalten Sie darin gemeinsam eine sexy Planschorgie irgendwo im Freien, wo es Wasser, aber keine Beobachter gibt.

119 Campen Sie! Machen Sie Sex im geschlossenen Schlafsack – die Wärme und Enge bringen die Lust zum Kochen.

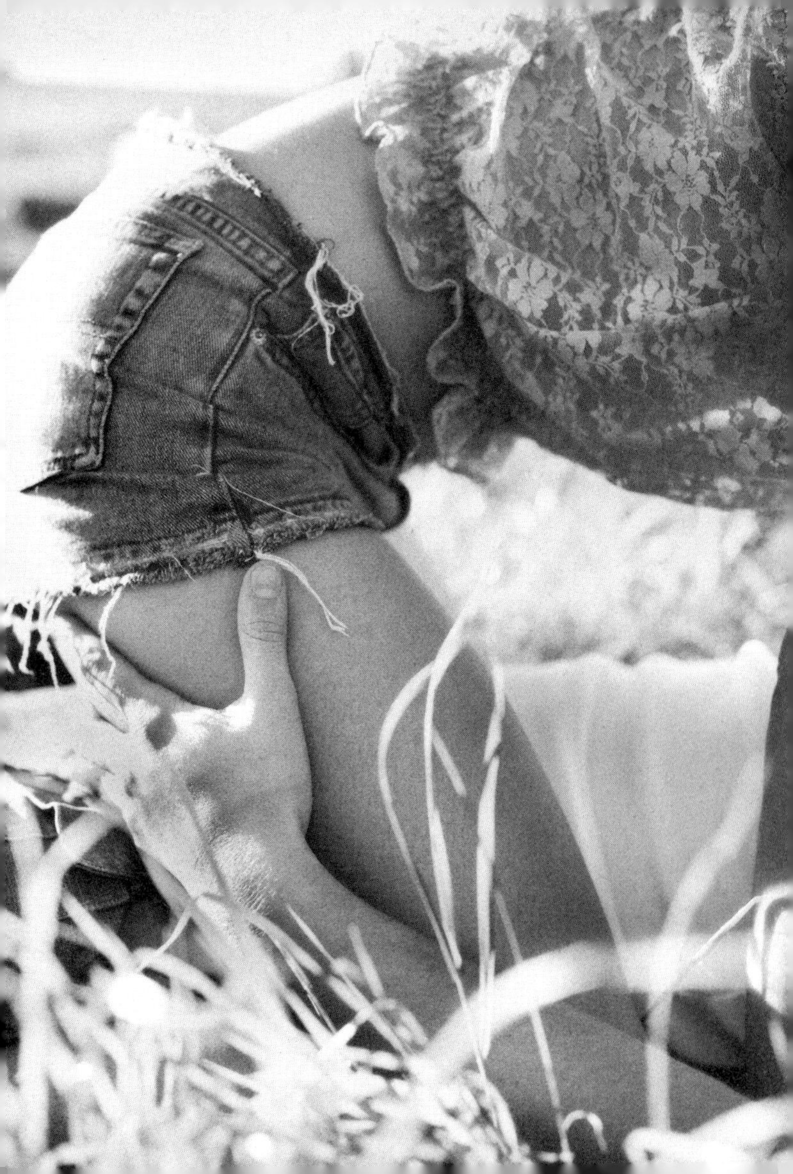

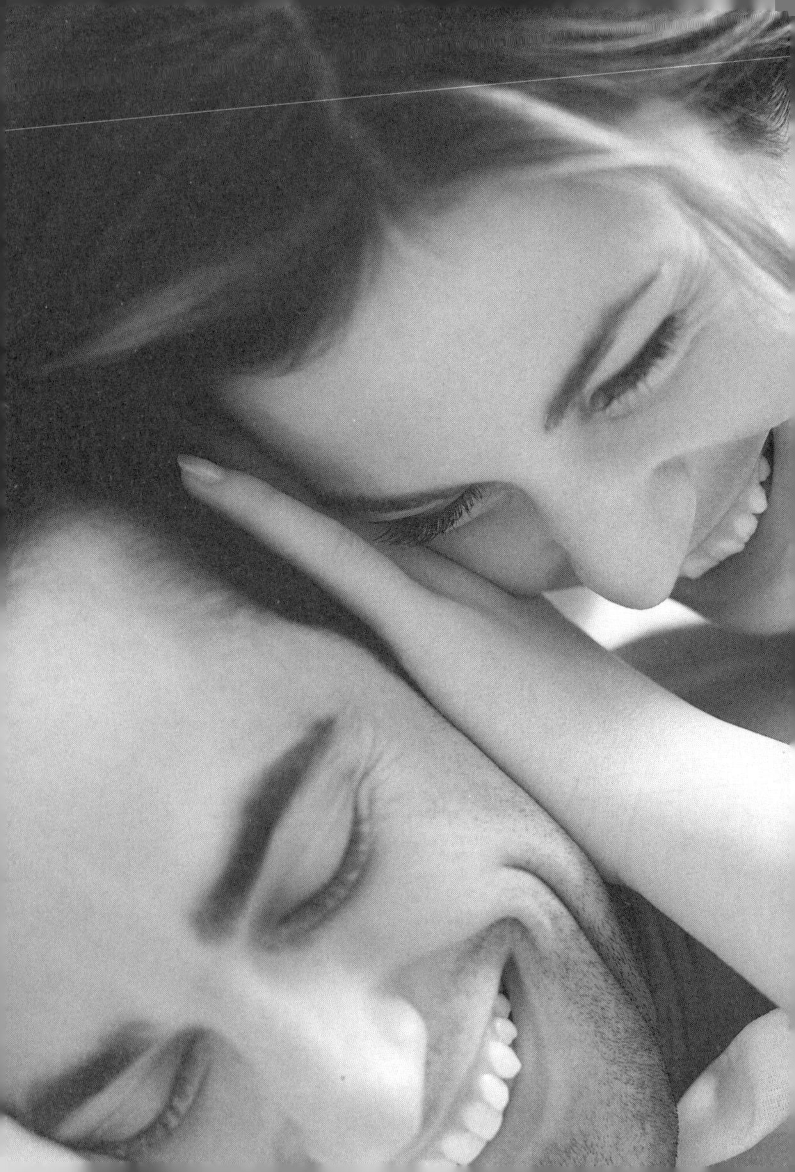

120 Baden Sie nackt im Meer. Das Salzwasser sensibilisiert die Haut, während die Wellen die sinnliche Lust anregen.

121 Machen Sie Sex in einer Hängematte.

122 Ausprobieren: Sex unter einem Wasserfall.

123 Ebenfalls ausprobieren: Sex in einem Paddelboot.

Urschrei

124 Legen Sie bei Vollmond im Freien beide Ihre Handflächen auf eine Kristallkugel und wünschen Sie sich etwas, dann heulen Sie gemeinsam den Mond an.

125 Fertigen Sie verschiedene Masken an und denken Sie sich Tänze und Sextechniken aus, die zu den Maskenmotiven passen.

126 »Komponieren« Sie mit Hilfe von Gegenständen aus Ihrem Haushalt sexuell anregende Rhythmen im Stil von Fruchtbarkeitstänzen. Nehmen Sie Ihre »Komposition« auf CD oder Kassette auf.

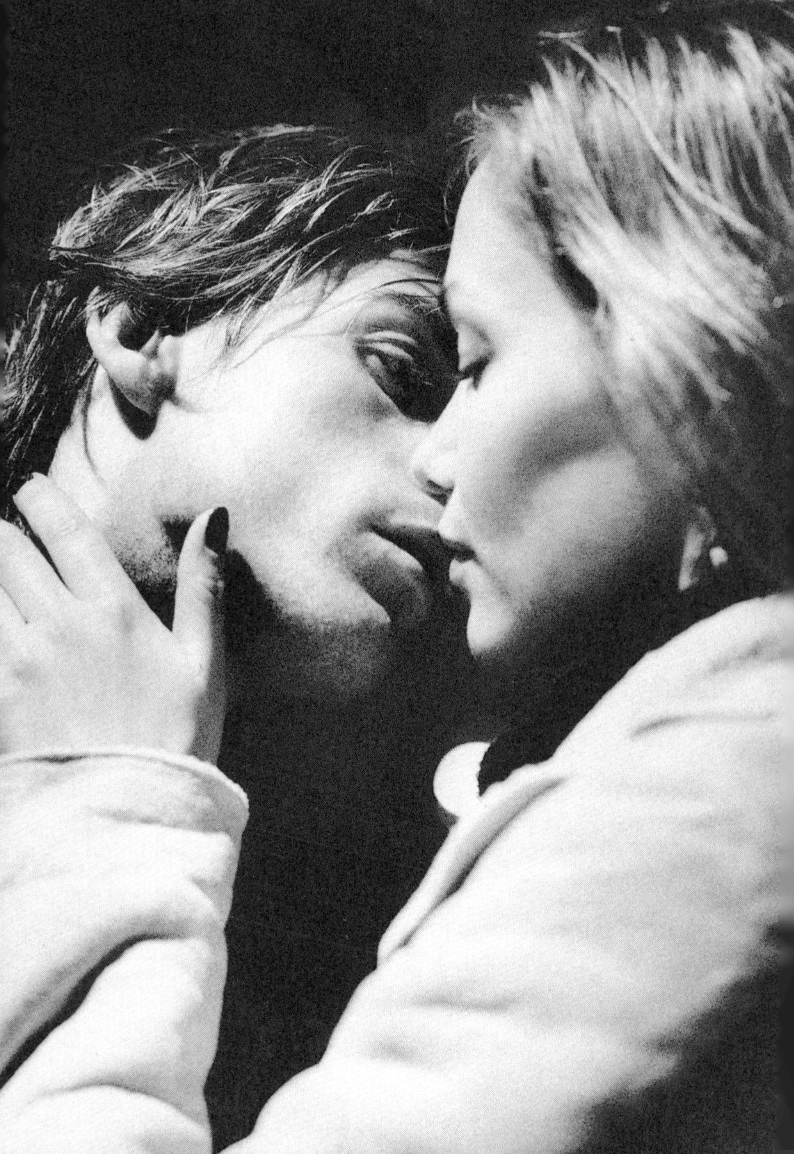

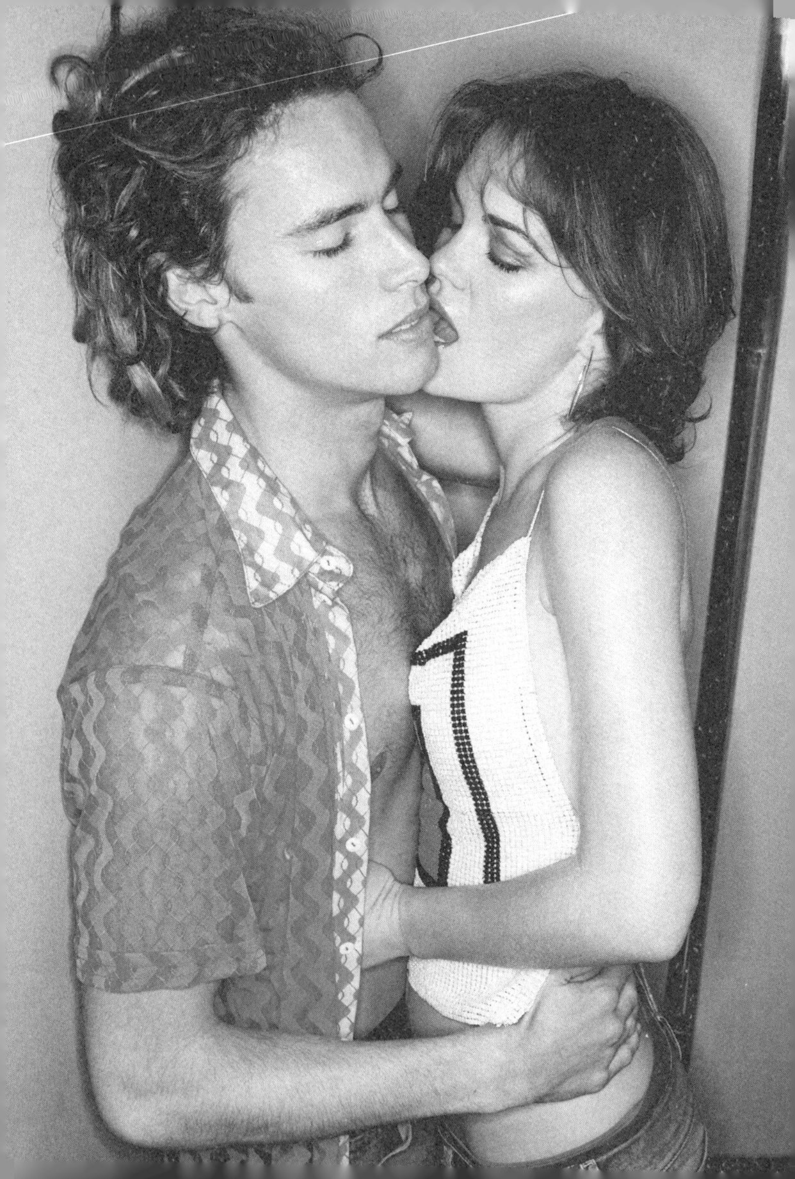

Sechs

Mach mich wild!

Herausforderungen

Der Wettbewerb beflügelt Ihre Fantasie genauso wie Ihr Sexleben.

127 Werden Sie Mitglied im Mile High Club (MHC) – einem imaginären »Club«, dem sich Paare zugehörig fühlen, die sich während eines Fluges gemeinsam in irgendeiner Art sexuell betätigen.

128 Machen Sie Sex im Fahrstuhl eines Hochhauses.

129 Geben Sie beim Sex keinen Laut von sich.

130 Versuchen Sie, Sex miteinander zu haben, ohne dabei die Arme oder Beine einzusetzen.

131 Legen Sie Ihre Hände auf Ihren Kopf. Ihr Partner muss nun versuchen, Sie ohne Ziehen und Zerren dazu zu bringen, die Hände herunterzunehmen. Lassen Sie Ihre Fantasie sprühen, auf jeden Fall sollten Sie nur sanft und einfühlsam vorgehen (das betrifft auch das unfaire Kitzeln). Eine andere Variante: Benutzen Sie nur den Mund, um dasselbe Ziel zu erreichen.

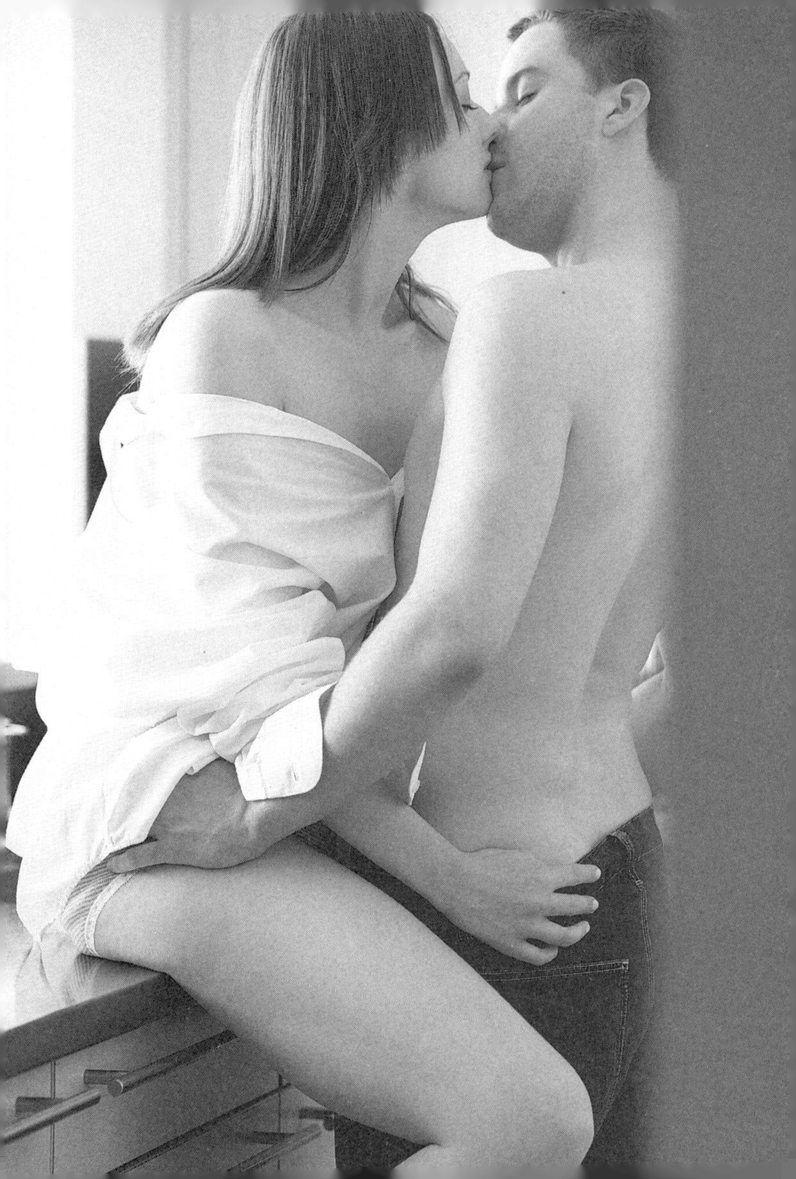

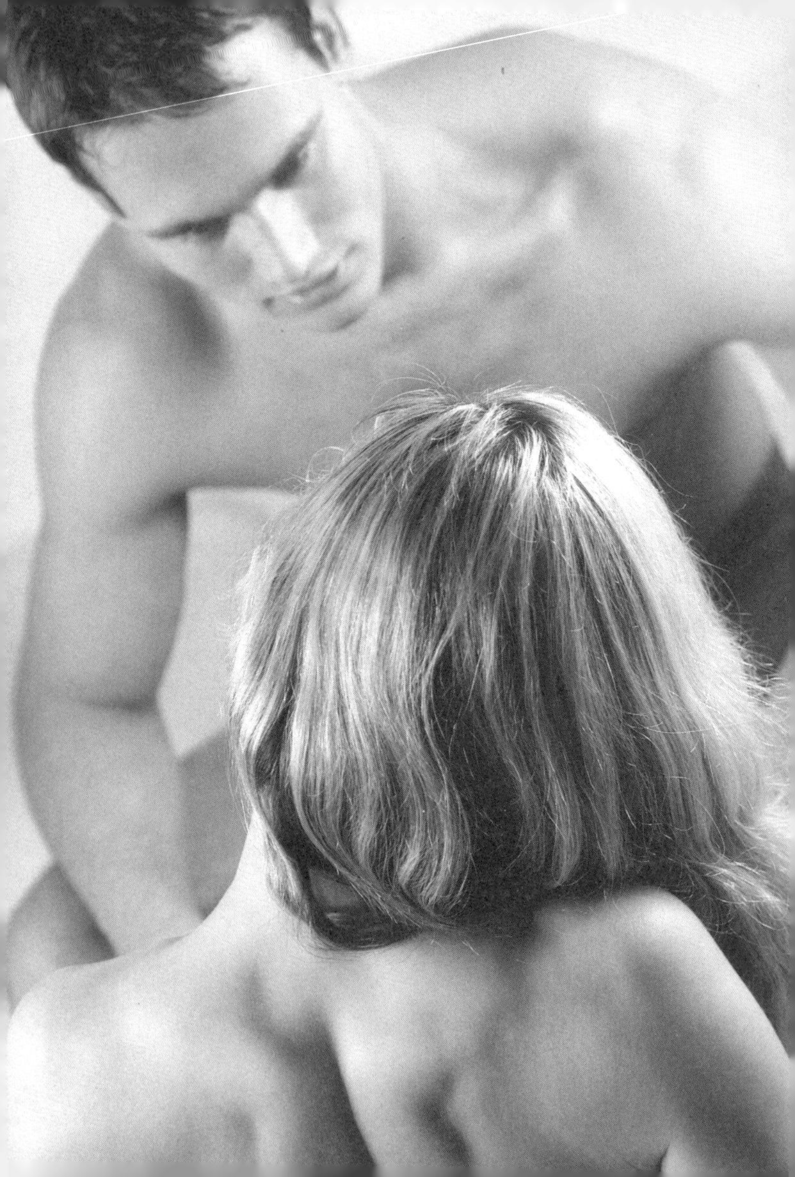

Für Sportliche

132 Probieren Sie aus, welche Yogastellungen sich für sexuelle Aktivitäten eignen, zum Beispiel die Brücke, die Katze oder der Nach unten schauende Hund.

133 Küssen Sie sich ausdauernd und intensiv! Das Küssen trainiert 39 Muskeln, 17 davon befinden sich in der Zunge. Während eines langen Kusses kann der Pulsschlag von 70 auf 150 steigen.

134 Lernen Sie Synchronschwimmen. Das ist eine gute Übung, um die Bewegungen und den Rhythmus beim Sex in Gleichtakt zu bringen.

135 Machen Sie als eine Art Vorspiel gemeinsam ein paar Dehnübungen.

Schweißtreibend

136 Führen Sie gemeinsam etwa eine halbe Stunde lang Aerobic-Übungen aus, bis Sie schweißnass sind. Lecken Sie sich dann gegenseitig den Schweiß vom Körper.

137 Machen Sie nackt Liegestützen, während Ihr nackter Partner unter Ihnen liegt. Küssen Sie ihn jedes Mal, wenn Sie unten sind.

138 Wenn Sie eine Gelegenheit zum Schlammringen finden, probieren Sie es aus!

139 Lernen Sie Tango und tanzen Sie ihn nackt.

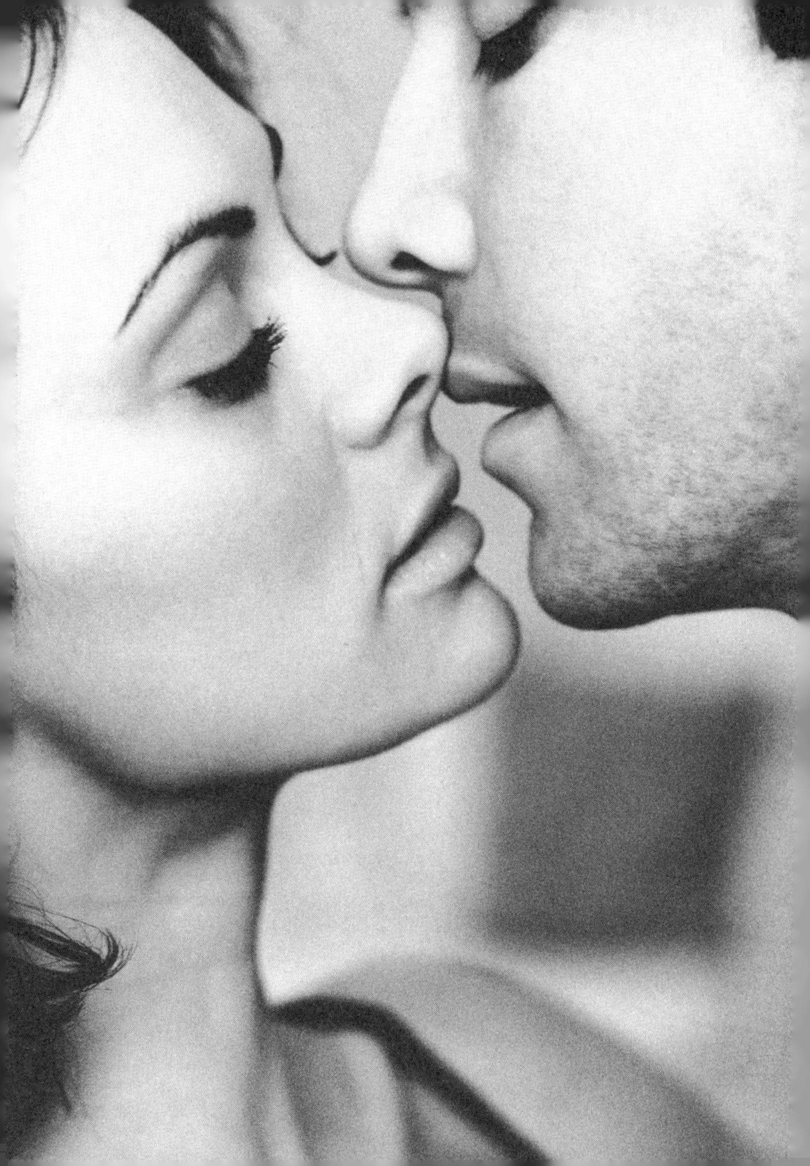

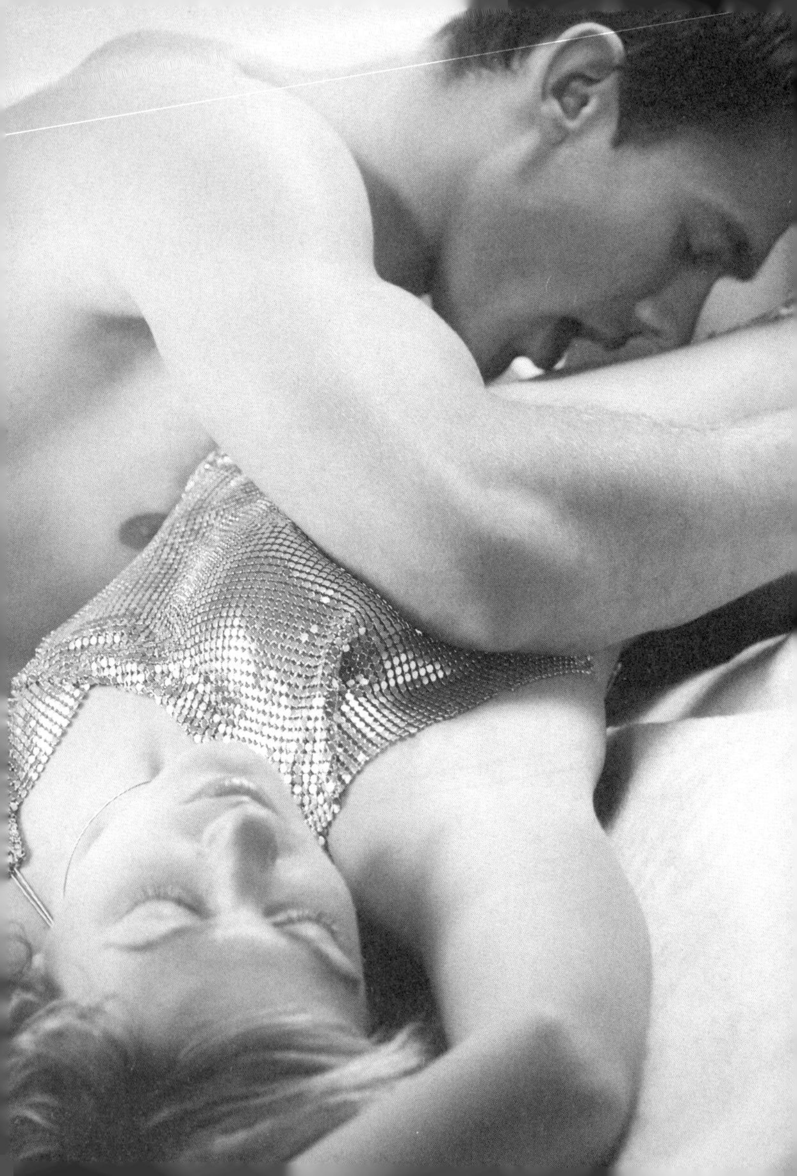

Spielarten

140 Spielen Sie die nicht jugendfreie Variante von Cluedo. Zeichnen Sie einen Grundriss Ihres Hauses oder Ihrer Wohnung und tragen Sie in jeden Raum den Tag, die Uhrzeit und das Sexspielzeug ein, um nach diesem Plan Ihre nächste »Missetat« zu begehen.

141 Spielen Sie zusammen Scrabble, wobei nur Wörter gelegt werden dürfen, die sexuelle Assoziationen wecken.

142 Spielen Sie Tic Tac Toe auf dem nackten Körper Ihres Partners.

143 Spielen Sie zusammen Charade, wobei sowohl die Pantomime als auch die Silbenrätsel immer einen sexuellen Bezug haben müssen.

144 Schreiben Sie mit der Zunge Buchstaben, die ein Wort, eine Botschaft oder einen Wunsch ergeben, auf die Genitalien Ihres Partners. Für die Lösung gibt es eine Belohnung …

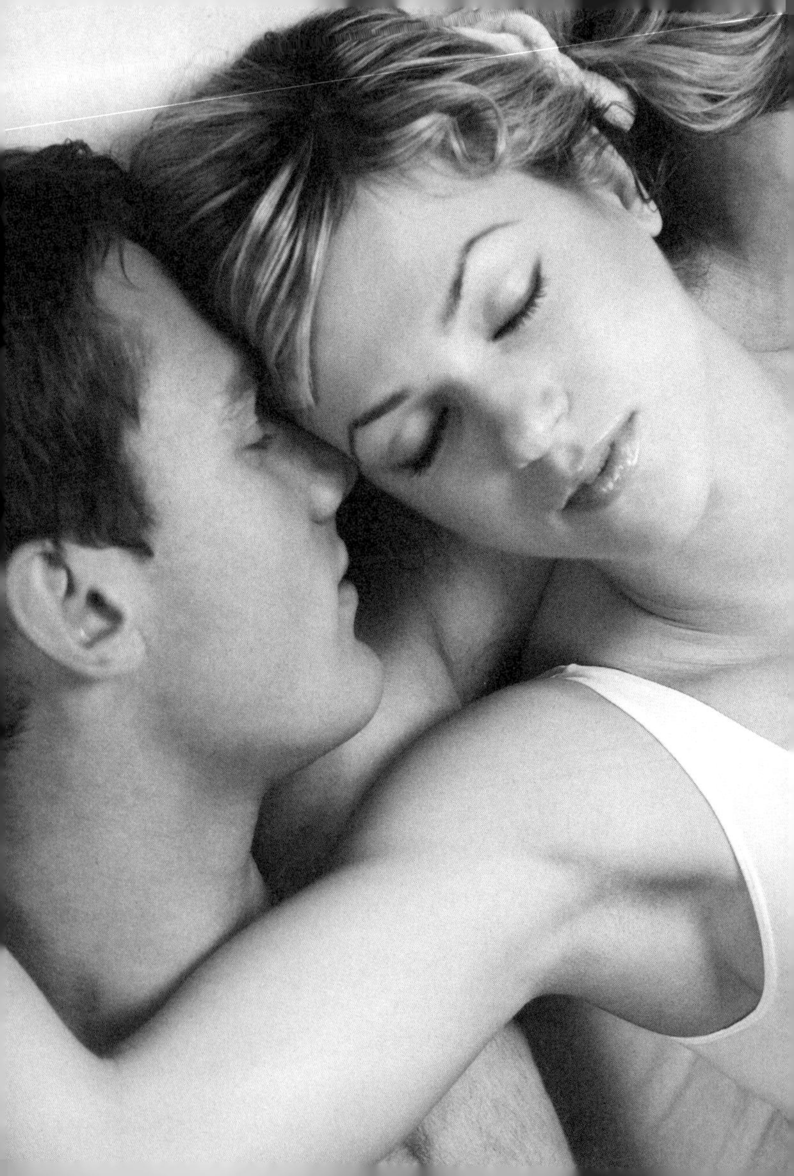

Sieben

Dirty Talks

Erzähl's mir!

Erzählen Sie erotische Geschichten, oder sagen Sie »schmutzige Wörter«, um das Blut Ihres Partners so richtig in Wallung zu bringen.

145 Kaufen Sie ein Pornoheft und schauen Sie es sich gemeinsam an.

146 Flüstern Sie in aller Öffentlichkeit Ihrem Partner erotische Fantasien ins Ohr; schmücken Sie aus, was Sie gern miteinander treiben möchten.

147 Lesen Sie sich gegenseitig erotische Literatur vor und sprechen Sie über Ihre Lieblingspassagen.

148 Reden Sie mit Ihrem Partner über Ihre sexuellen Fantasien. Je offener Sie darüber sprechen, umso besser lernen Sie die Sexualität und die einzelnen sexuellen Wünsche Ihres Partners kennen.

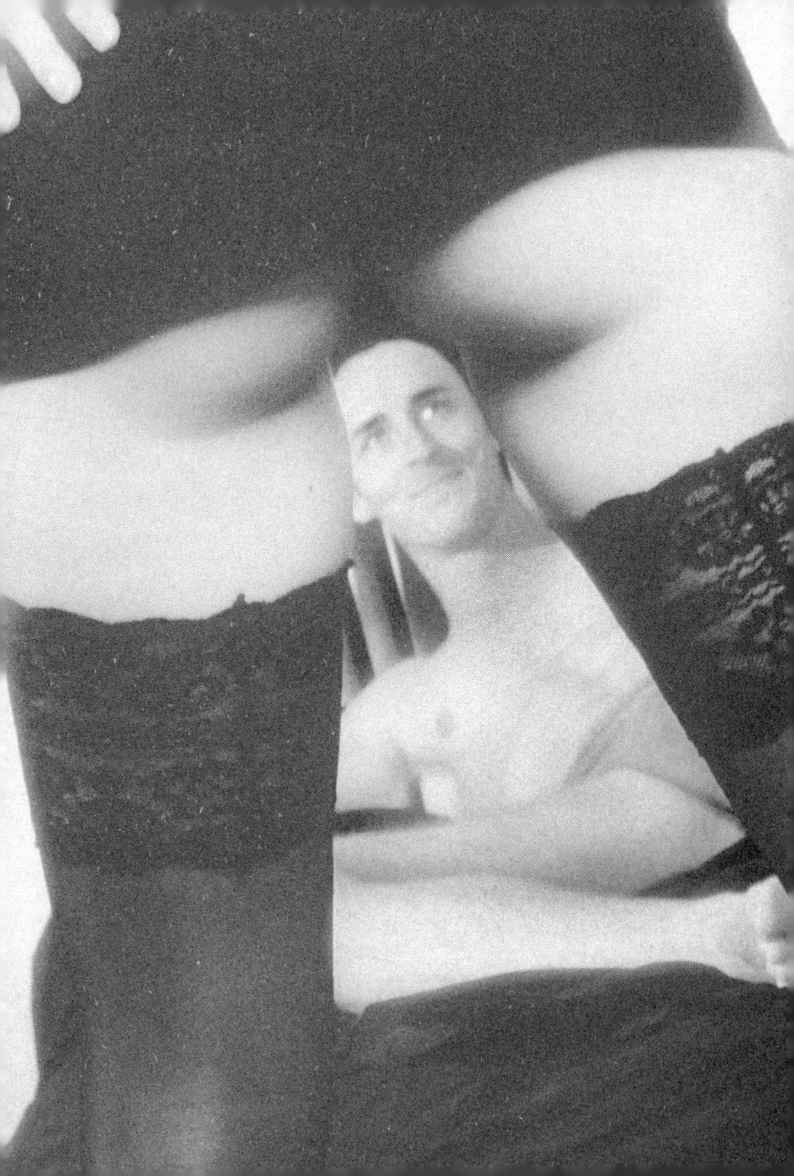

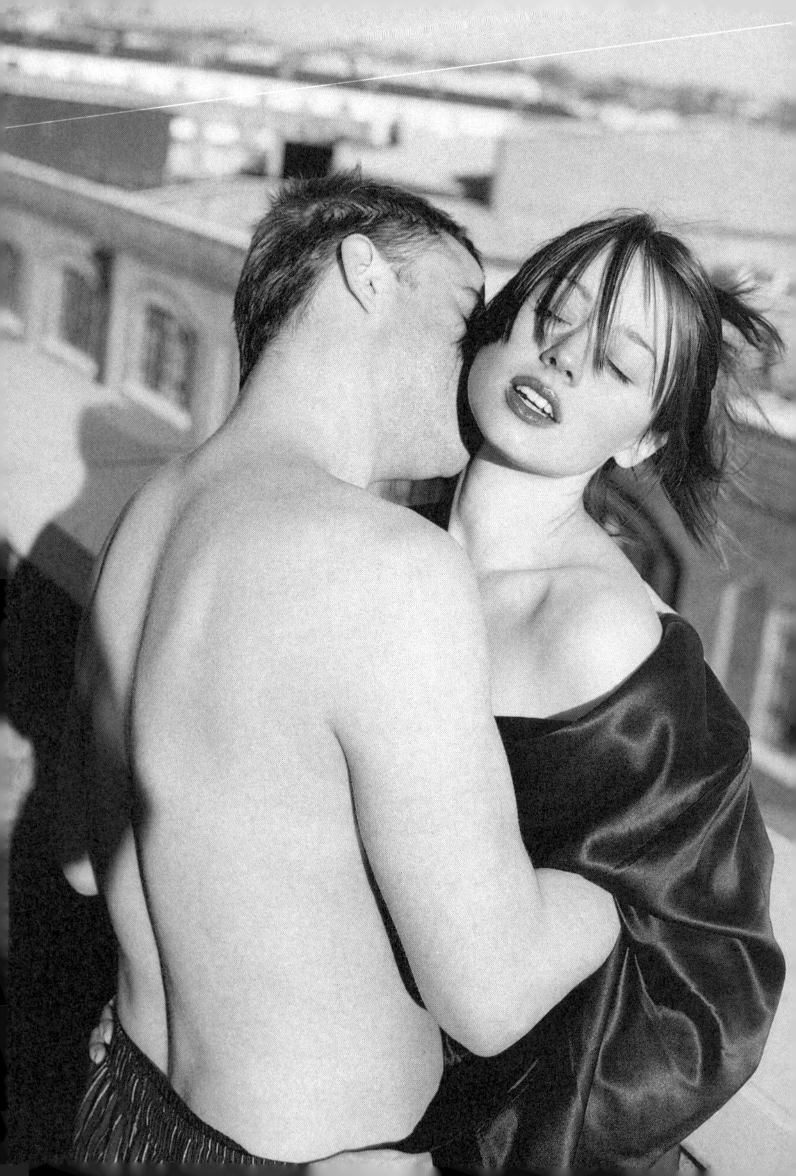

Sexgeheimnisse

149 Stecken Sie einen Zettel mit Ihren geheimsten sexuellen Wünschen und Fantasien in die Tasche Ihres Partners.

150 Schreiben Sie sich Briefe, in denen Sie über zukünftigen Sex fantasieren. Legen Sie Ihrer Vorstellungskraft dabei keine Zügel an.

151 Beschreiben Sie Ihrem Partner in einem Brief, wie Sie Ihren Orgasmus emotional, körperlich und geistig empfinden.

152 Diskutieren Sie miteinander, wie Sie das »erste Mal« gestalten würden, wenn Sie es noch einmal erleben könnten.

153 Reden Sie über exotische Orte, an denen Sie gerne mal Sex hätten.

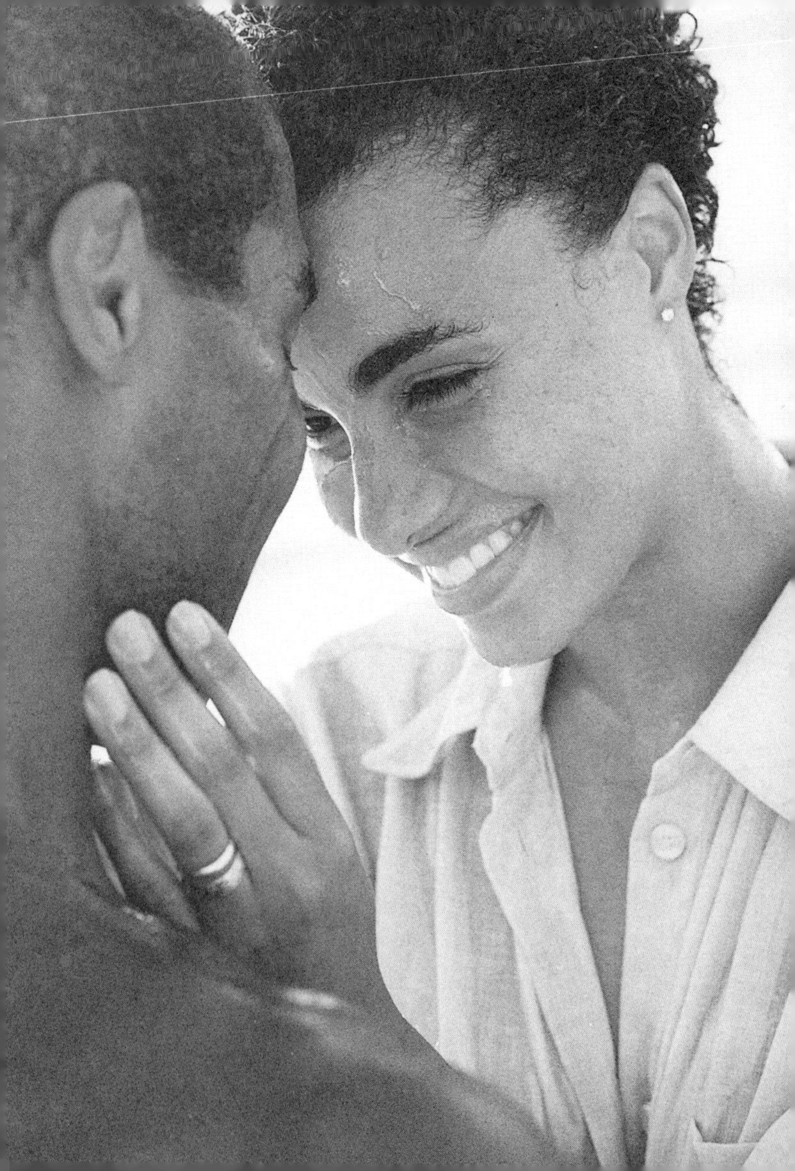

Wortspiele

154 Versuchen Sie, Zungenbrecher zu sagen, während Sie sich leidenschaftlich küssen.

155 Rezitieren Sie ein romantisches Gedicht, während Sie sich lieben.

156 Erfinden Sie gemeinsam ein Märchen mit sexuell prickelndem Inhalt, oder schmücken Sie ein klassisches Märchen mit nicht jugendfreien Szenen aus.

157 Suchen Sie eine Geschichte, die mit »... und sie heirateten und lebten glücklich miteinander bis ans Ende ihrer Tage« endet. Denken Sie sich gemeinsam aus, wie die Flitterwochen des Paares verlaufen. Wohin geht die Hochzeitsreise? Was tun die beiden in dieser Zeit?

Telefonsex

158 Machen Sie oralen Sex mit Ihrem Partner, während dieser telefoniert.

159 Versuchen Sie einen Quickie in der Telefonzelle.

160 Rufen Sie Ihren Partner am Arbeitsplatz an und erzählen Sie, welche sexuellen Aktivitäten Sie am Abend vorhaben.

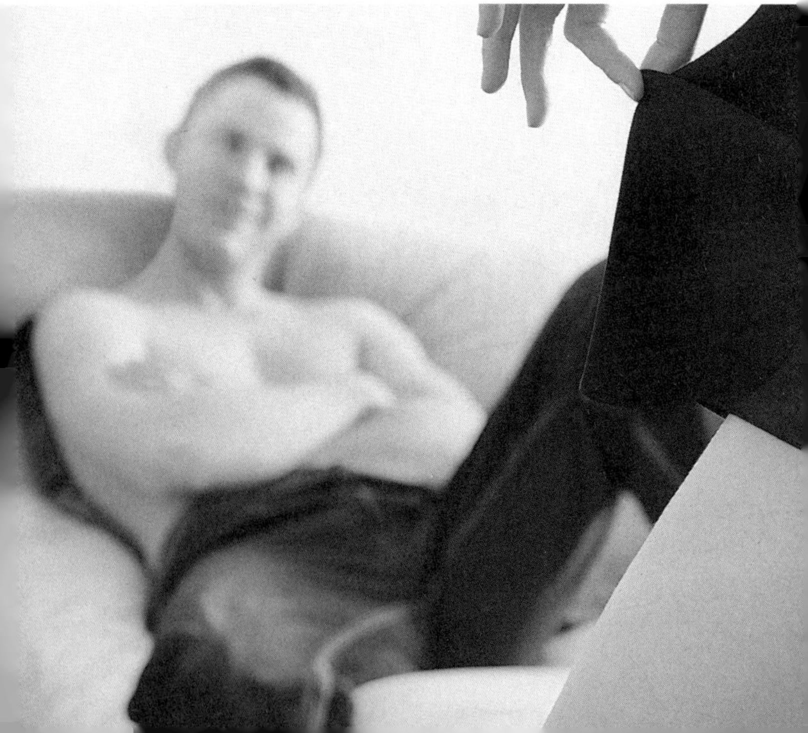

161 Machen Sie einen Striptease, während Ihr Partner telefoniert.

162 Rufen Sie Ihren Partner an und beschreiben Sie, welches amouröse Abenteuer Sie gern mit ihm erleben möchten.

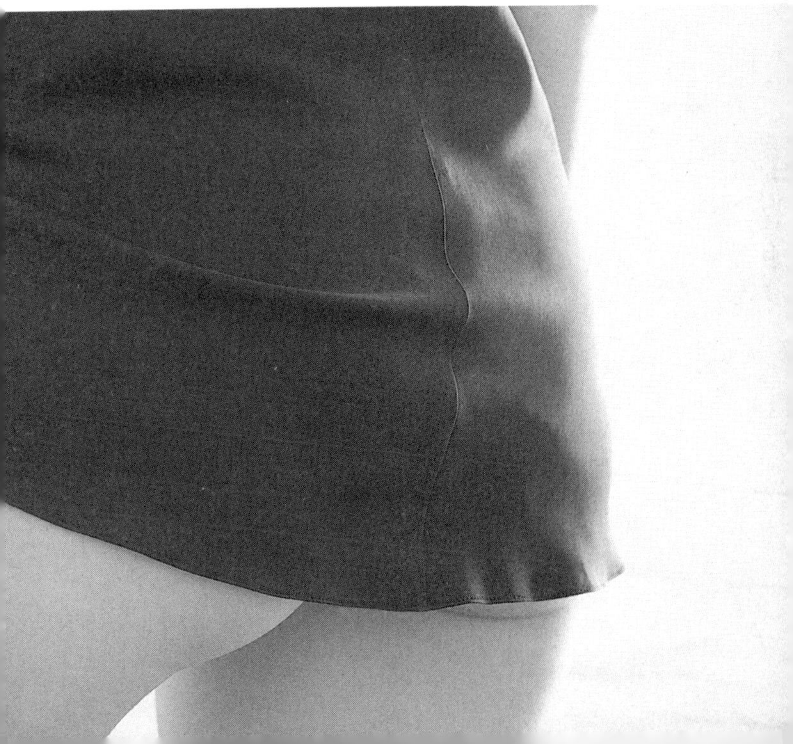

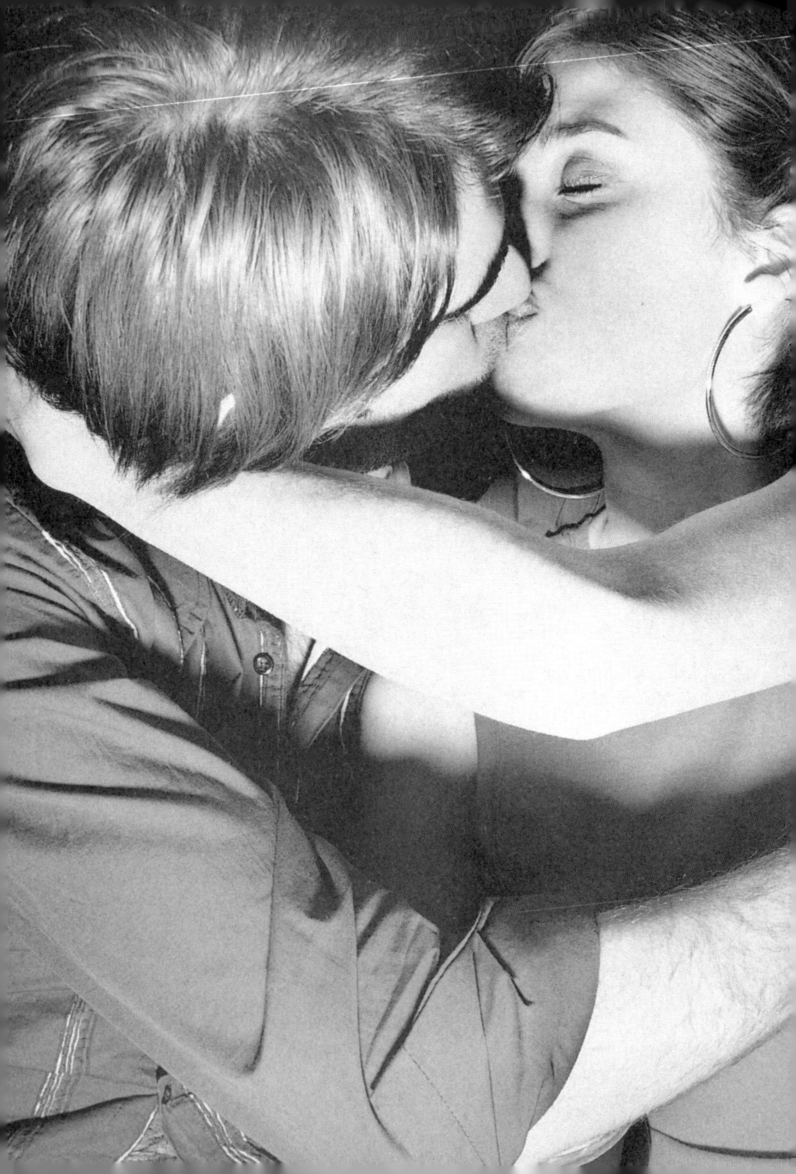

Acht

Sex, Musik und heiße Kunst

Film noir

163 Inszenieren Sie mit einer blauen Glühbirne die schummerige Atmosphäre eines Pornofilms.

164 Spielen Sie zusammen die Liebesszenen des Films nach, den Sie zuletzt gesehen haben.

165 Stellen Sie sich vor, Sie sind der Star einer Stripper-/Stripperinnen-Gruppe und zeigen, was Sie draufhaben – in einer überfüllten Bar.

166 Fahren Sie zusammen in ein Autokino und setzen Sie sich auf den Rücksitz. Küssen Sie sich und machen Sie alles, was Sie erregt – Sie wissen schon, wohin das führt!

Sie sind der Star

Spielen Sie die nachfolgenden Szenen nach – so lasziv wie möglich –, oder denken Sie sich selbst schlüpfrige Szenen aus.

167 Sie ist eine alte Jungfer, er ein knackiger junger Mann.

168 Sie ist eine Geschäftsführerin, er ein Angestellter, der gefeuert werden soll.

169 Sie ist eine verängstigte Dame, die ein pikantes Geheimnis hat, und er Sherlock Holmes.

Tauschen Sie die Rollen, zum Beispiel mit solchen Szenen:

170 Sie ist eine Privatdetektivin, er ein sexy Kerl.

171 Sie ist der Bösewicht, er ein ängstliches Mädchen.

172 Sie ist ein Handwerker, er eine Hausfrau.

Musikalisch

173 Klopfen Sie eine Melodie auf den nackten Körper Ihres Partners. Dieser muss den Song oder das Stück erraten. Wechseln Sie sich ab. Wer als Erster zehnmal richtig geraten hat, darf die nachfolgenden sexuellen Aktivitäten bestimmen.

174 Singen Sie Ihrem Partner etwas vor. Es kommt dabei nicht darauf an, ob Sie eine gute Stimme haben oder nicht, Hauptsache, es törnt an.

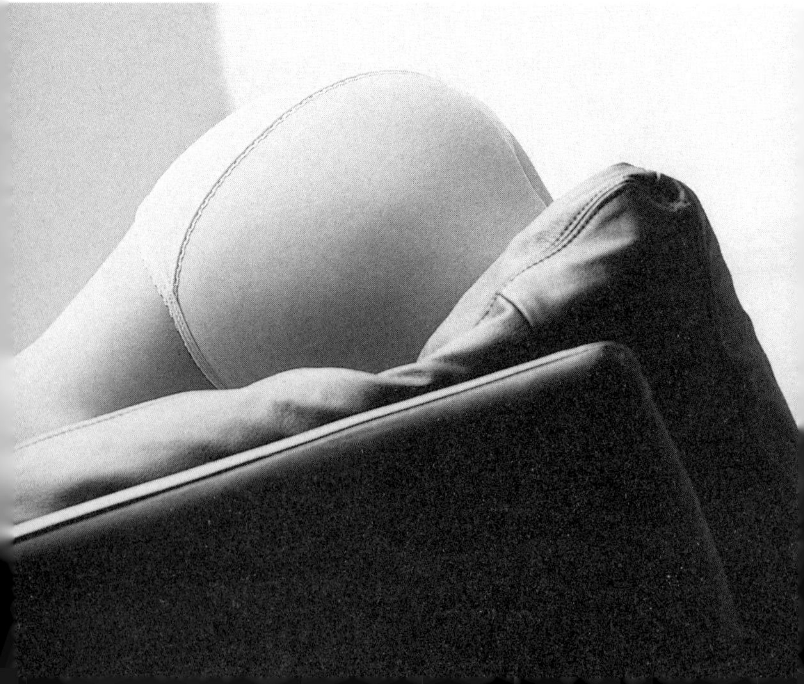

175 Summen Sie beim oralen Sex den Lieblingssong Ihres Partners.

176 Bringen Sie Ihrem Partner in einer Karaoke-Bar ein Ständchen.

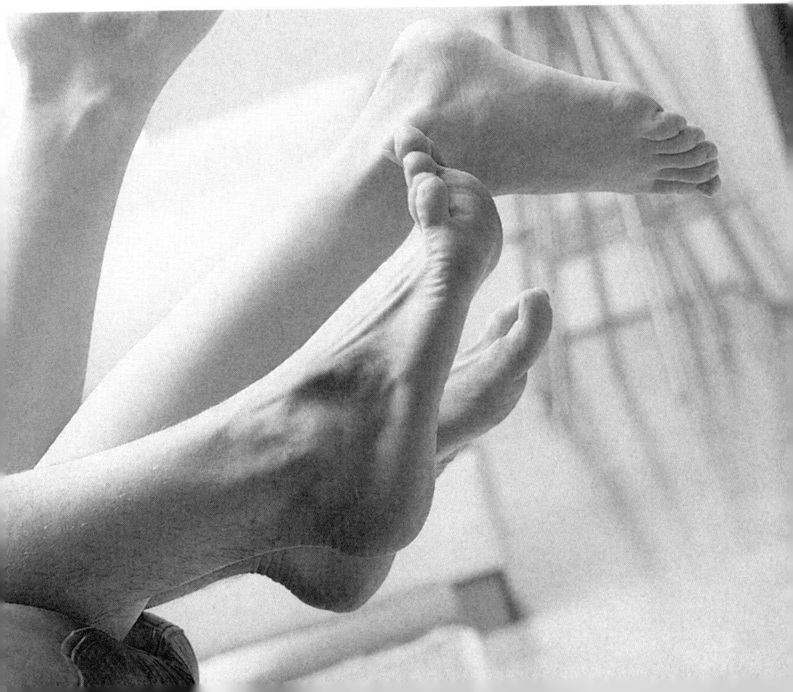

Soundtrack

177 Tanzen Sie nackt miteinander zu einer Musik, die Sie beide mögen, bevor Sie ins Bett hüpfen.

178 Machen Sie Sex im Rhythmus einer Musik. Probieren Sie verschiedene Stilrichtungen aus – von Heavy Metal, Hip Hop bis Oper.

179 Machen Sie oralen Sex, während Ihr Partner über Kopfhörer seine Lieblingsmusik hört.

180 Brennen Sie für Ihren Partner eine CD mit der Musik, bei der Sie sich zusammen besonders wohlfühlen oder bei der Sie an ihn denken.

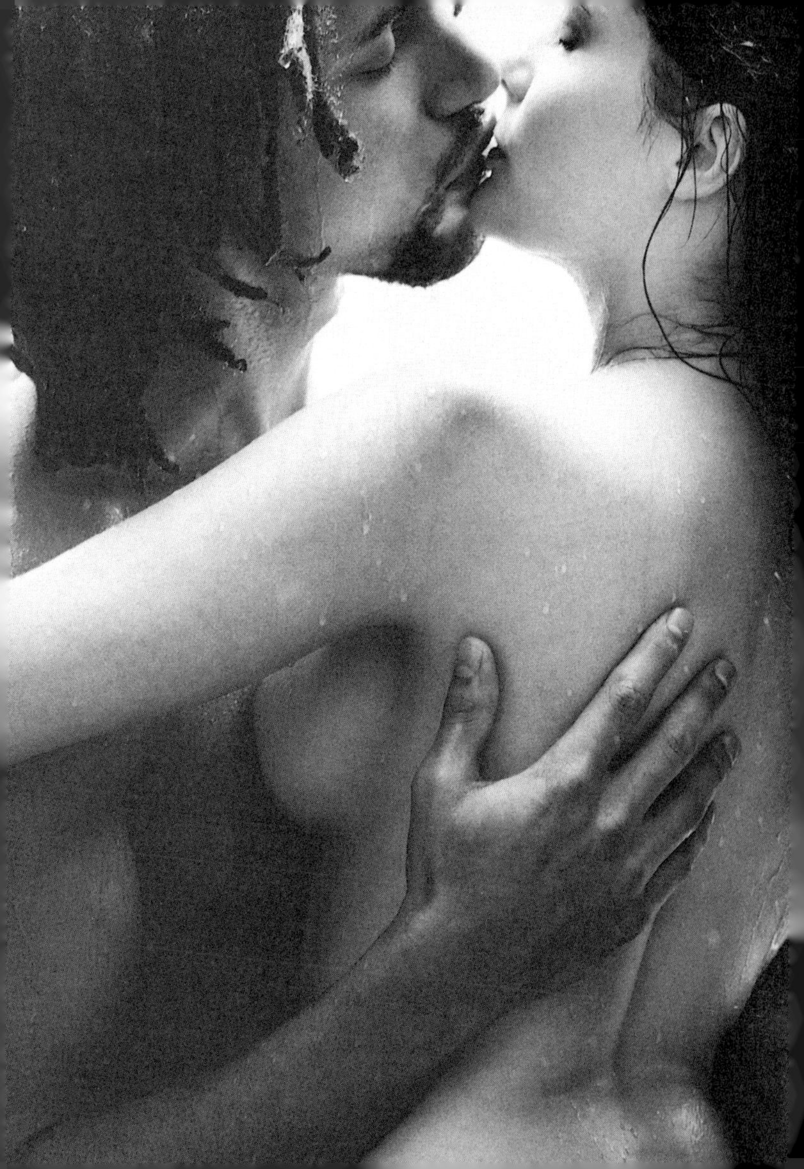

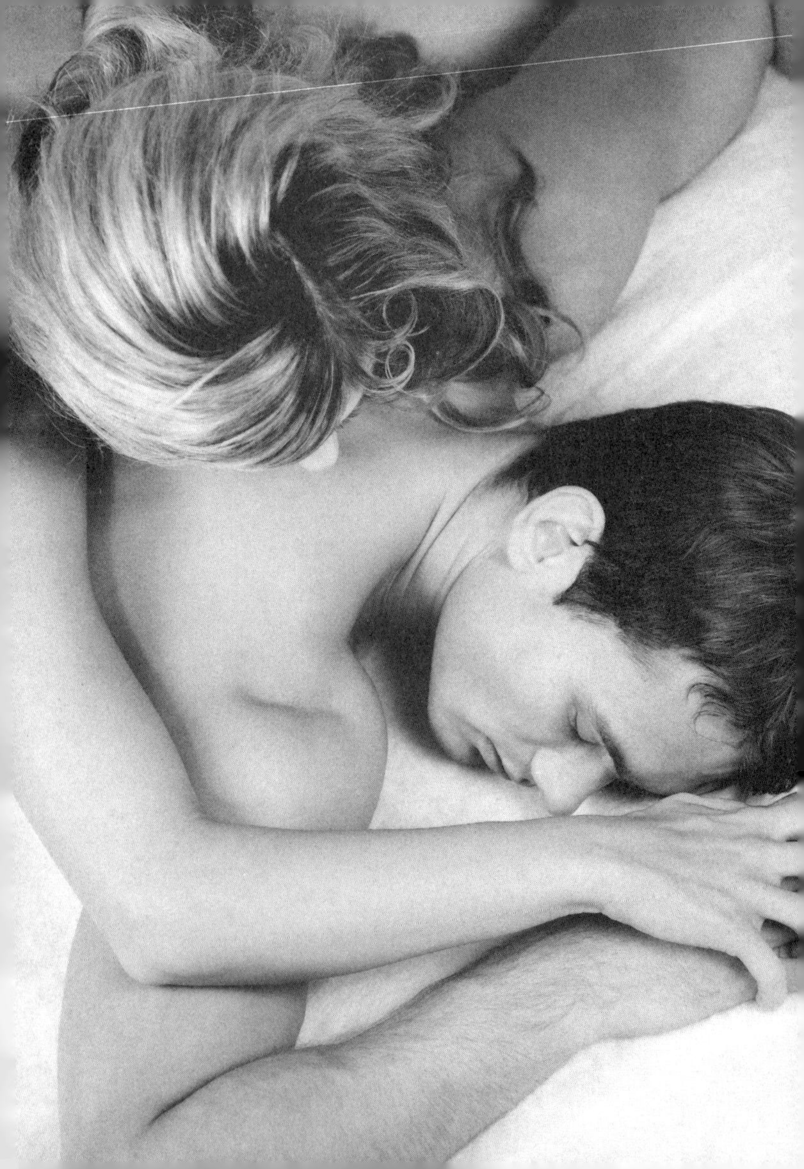

Neun

Spieltrieb

Weg mit den Klamotten!

181 Führen Sie Ihrem Partner einen Striptease vor. Versuchen Sie, es mit Requisiten wie Handschuhen oder Federboa so professionell wie möglich zu machen.

182 Ziehen Sie Ihren Partner so langsam wie nur möglich aus, während er vor Ihnen steht, auf einem Stuhl sitzt oder im Bett liegt. Fangen Sie oben an und fahren Sie Stück für Stück fort, bis Sie bei den Füßen angekommen sind.

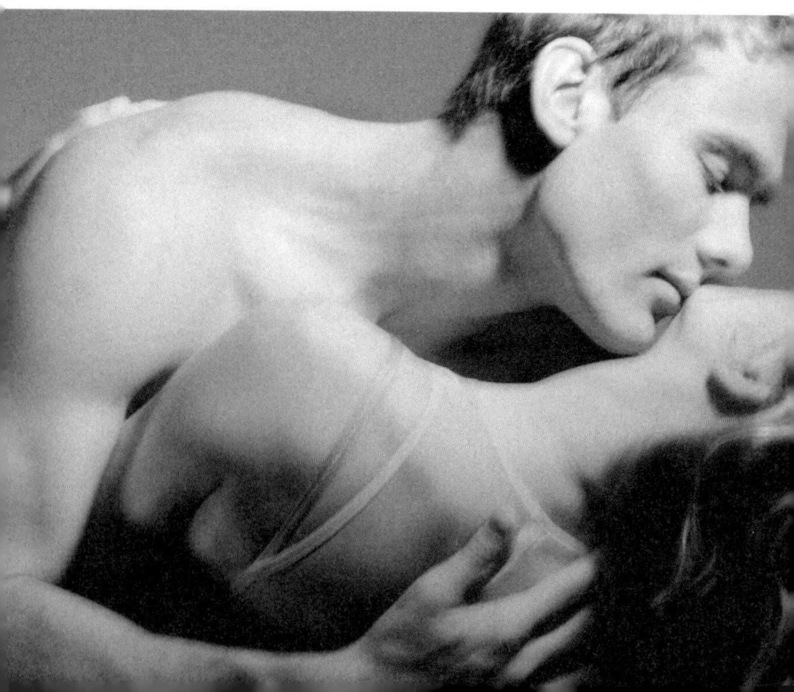

183 Ziehen Sie Ihren Partner aus, ohne dafür die Hände zu benutzen.

184 Ratespiel: Sie sitzen mit verbundenen Augen auf einem Stuhl, während Ihr Partner Sie mit saftigen Fruchtstückchen füttert. Wechseln Sie sich ab. Wer richtig rät, bekommt einen sexuellen Wunsch erfüllt.

Fußfetisch

185 Entwickeln Sie zusammen die Kunst des Zehen-Wrestling.

186 Massieren Sie sich gegenseitig die Füße mit Pfefferminzöl.

187 Bürsten Sie die Füße Ihres Partners kräftig mit einer weichen Bürste.

188 Verwöhnen Sie die Füße Ihres Partners nach einem gründlichen Fußbad mit der Zunge. Küssen, lecken, saugen, knabbern – alles ist erlaubt.

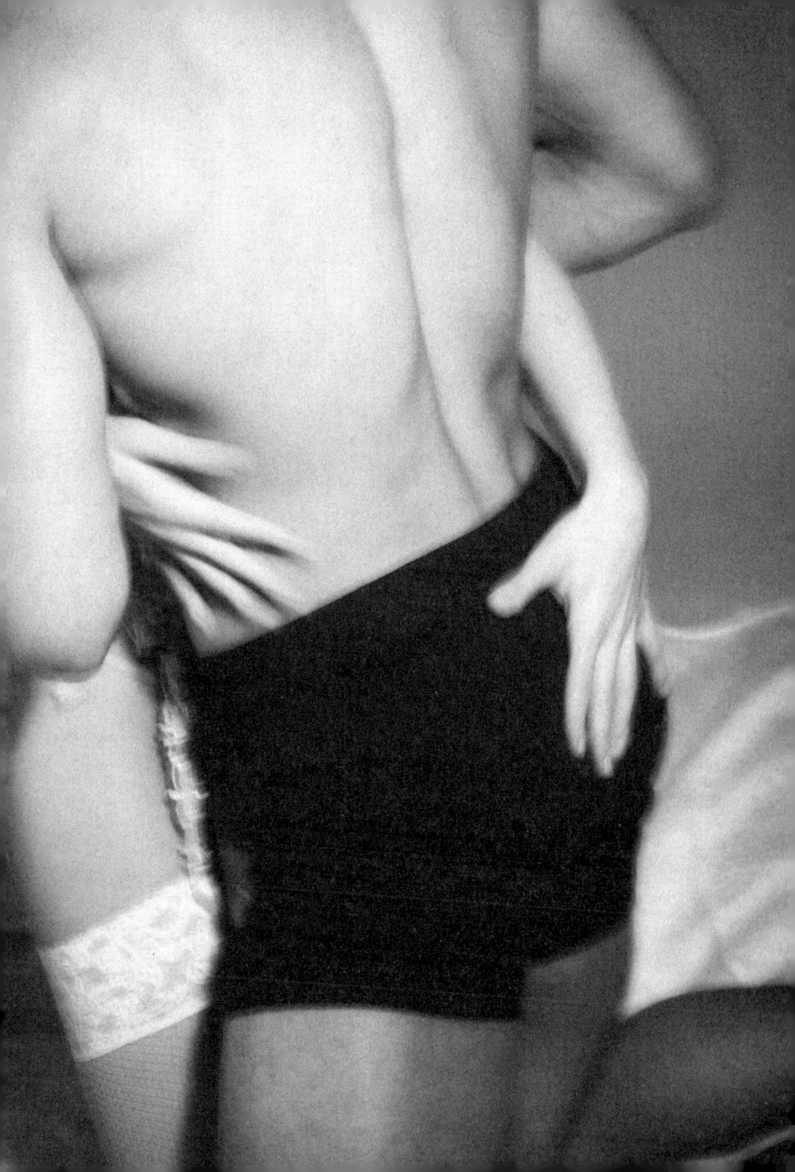

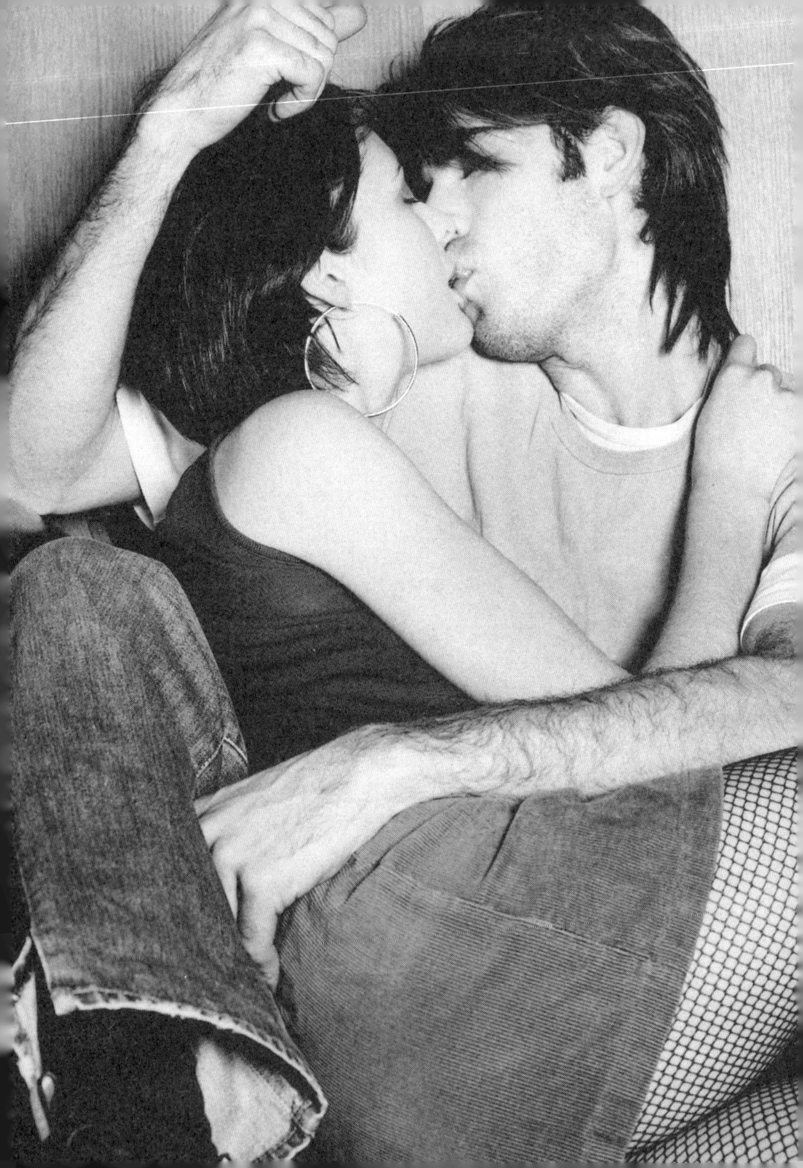

Gegensätze ziehen sich an

189 Sie nehmen einen Löffel Zucker in den Mund, während Ihr Partner etwas Salz auf seine Zunge streut – und dann küssen Sie sich leidenschaftlich.

190 Massieren Sie den Penis Ihres Partners mit Ihren Brüsten. Um gegensätzliche sinnliche Empfindungen hervorzurufen, streuen Sie erst Talkumpuder auf Ihre Brüste, dann träufeln Sie ein gut duftendes Öl darauf.

191 Beziehen Sie einen Teil des Bettes mit einem Seidenlaken, den anderen mit einem Baumwollbetttuch – genießen Sie den »Ritt« über die unterschiedlichen Strukturen.

192 Bespritzen Sie sich ab und zu mit eiskaltem Wasser, während Sie zusammen ein heißes Bad nehmen.

193 Steigern Sie die Sensibilität der Haut Ihres Partners mit einem Eiswürfel, während Sie gemeinsam heiß duschen. Streichen Sie über den Hals, die Lippen, den Nabel, die Genitalien Ihres Partners, ganz wie es Ihnen beiden Spaß macht.

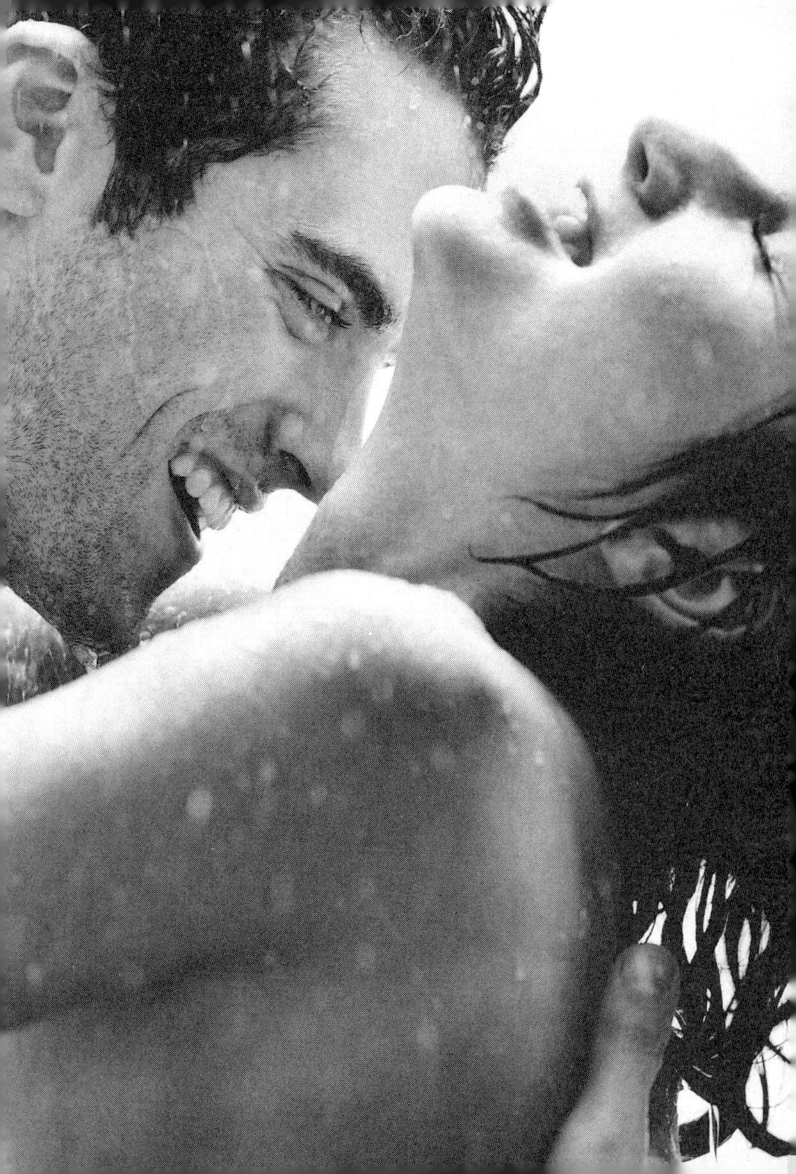

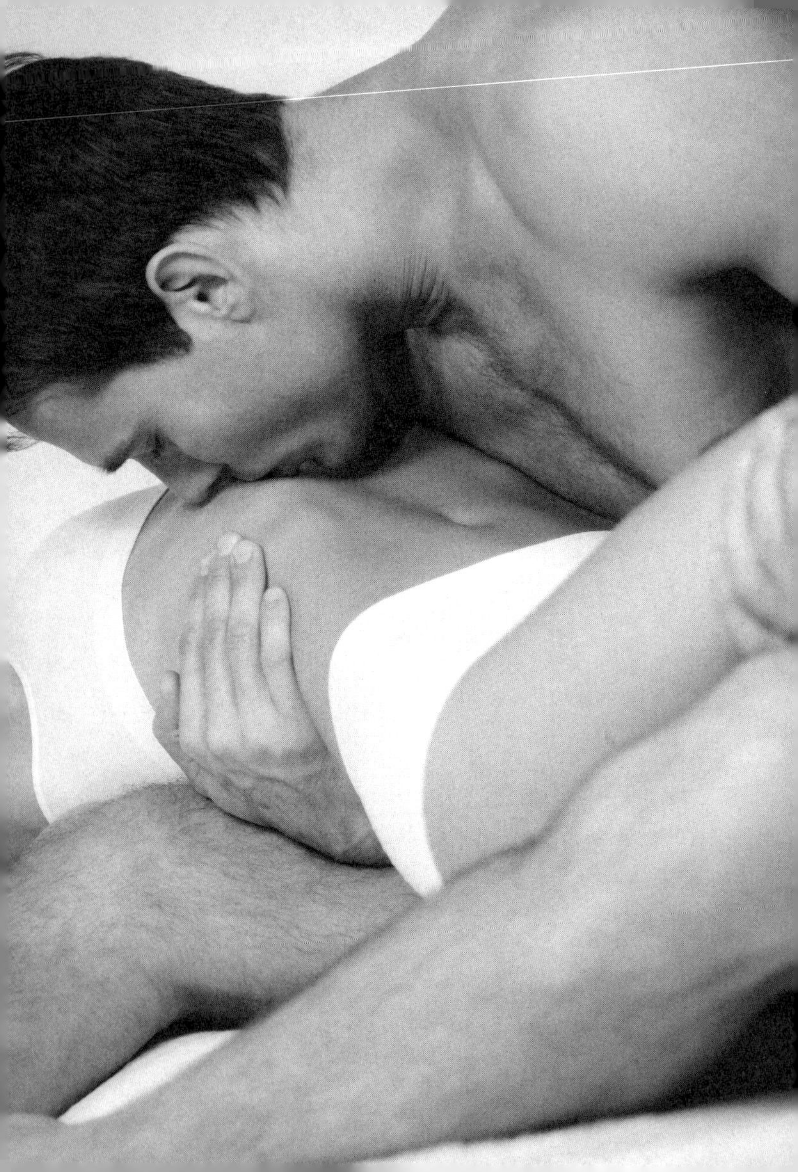

Süße Qual

194 Streichen Sie mit beiden Händen über den nackten Körper Ihres Partners, ohne ihn direkt zu berühren. Vorhandene Härchen stellen sich dabei ganz sanft auf, ebenfalls ohne Hautberührung.

195 Küssen und massieren Sie Ihren Partner rund um den Genitalbereich, aber berühren Sie seine Genitalien nicht im Geringsten.

196 Stimulierender Hauch: Pusten Sie ganz sanft über den Körper Ihres Partners. Probieren Sie unterschiedliche Stellen aus.

197 Erregen Sie Ihren Partner, indem Sie seine Genitalien mit vielen kurzen, schnellen Zungenschlägen reizen.

198 »Quälen« Sie Ihren Partner, indem Sie immer abwechselnd sanft in seinen Po beißen und streicheln.

199 Tragen Sie keine Unterwäsche, wenn Sie mit Ihrem Partner ausgehen, und zeigen Sie ihm in einem passenden Moment die »nackten Tatsachen«.

200 Ein zarter Wimpernschlag auf einer sensiblen Hautstelle kann sinnliches Herzklopfen hervorrufen. Und bringen Sie mit Schmetterlingsküssen auf die Augenlider oder Brustwarzen Ihren Partner in Fahrt.

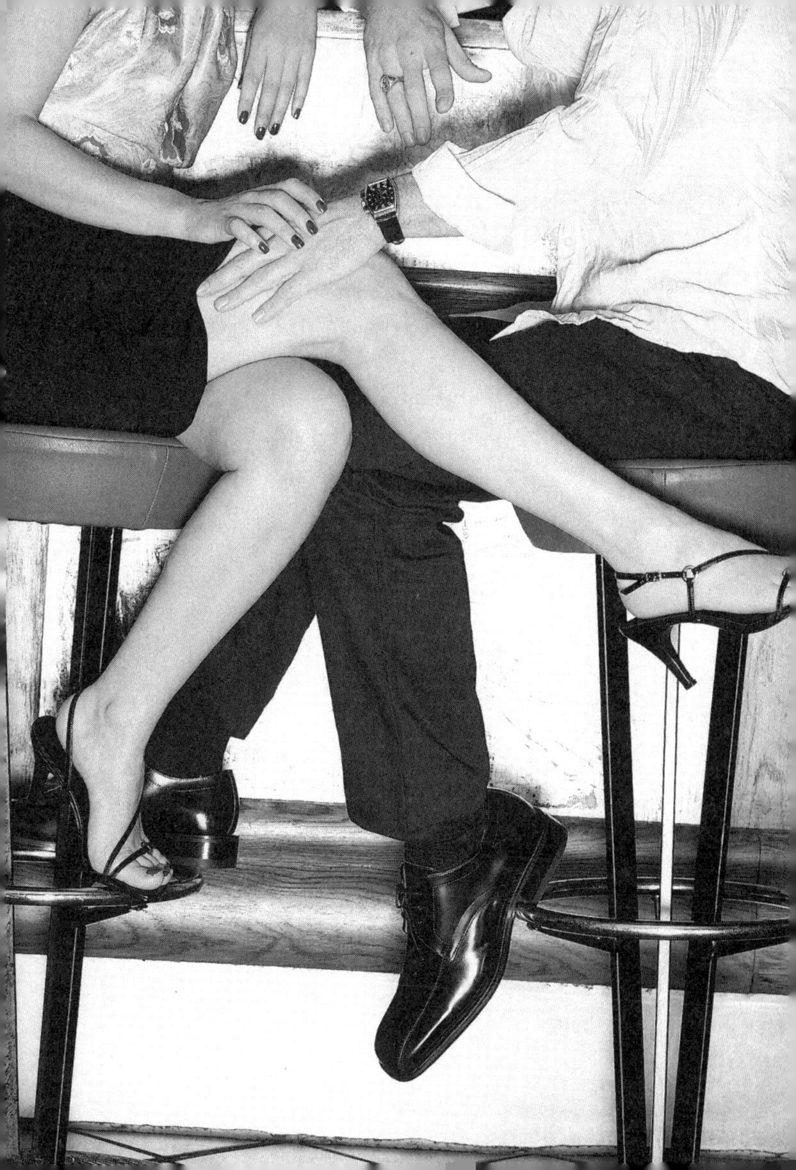

Erogene Zonen

201 Lecken, Lutschen und Beißen des Bereichs zwischen Achillessehne und Sprungbein ruft bei manchen Menschen starke sexuelle Erregung hervor.

202 Das Trainieren des PC-Muskels (Musculus pubococcygeus/Schambein-Steißbein-Muskel) fördert den mehrfachen Orgasmus. Anleitungen für Übungen finden Sie im Internet oder in Büchern über das Training der Beckenbodenmuskulatur.

203 Der Nacken ist, insbesondere bei Frauen, eine höchst sensible erogene Zone. Lecken, küssen, beißen und streicheln Sie den Nacken Ihrer Partnerin – das macht sie wild.

204 Küssen und streicheln Sie die Innenseite der Handgelenke Ihres Partners.

205 Nehmen Sie beim Küssen die Zunge Ihres Partners tief in den Mund und saugen Sie daran.

206 Der Spann des Fußes ist eine fantastische erogene Zone. Beißen, lecken, küssen und streicheln Sie diesen Bereich.

207 Ebenfalls hoch erogen: der Bereich unter dem Kinn.

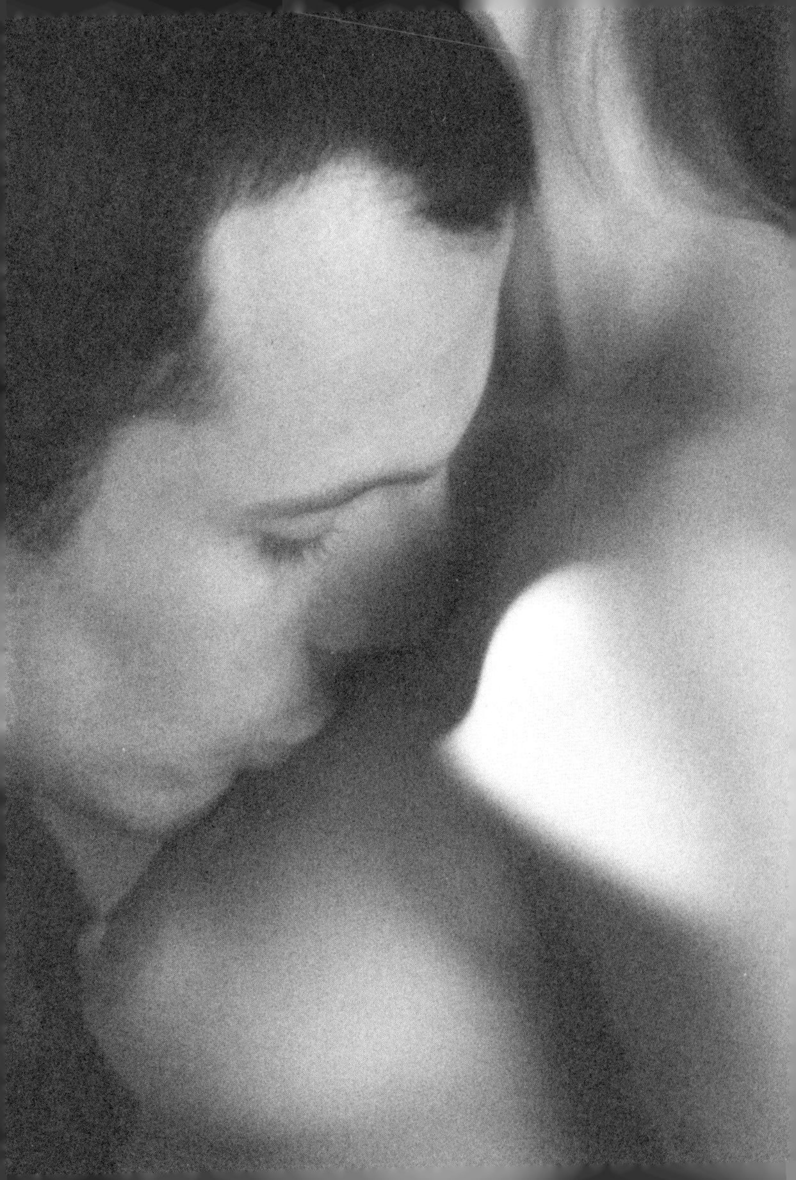

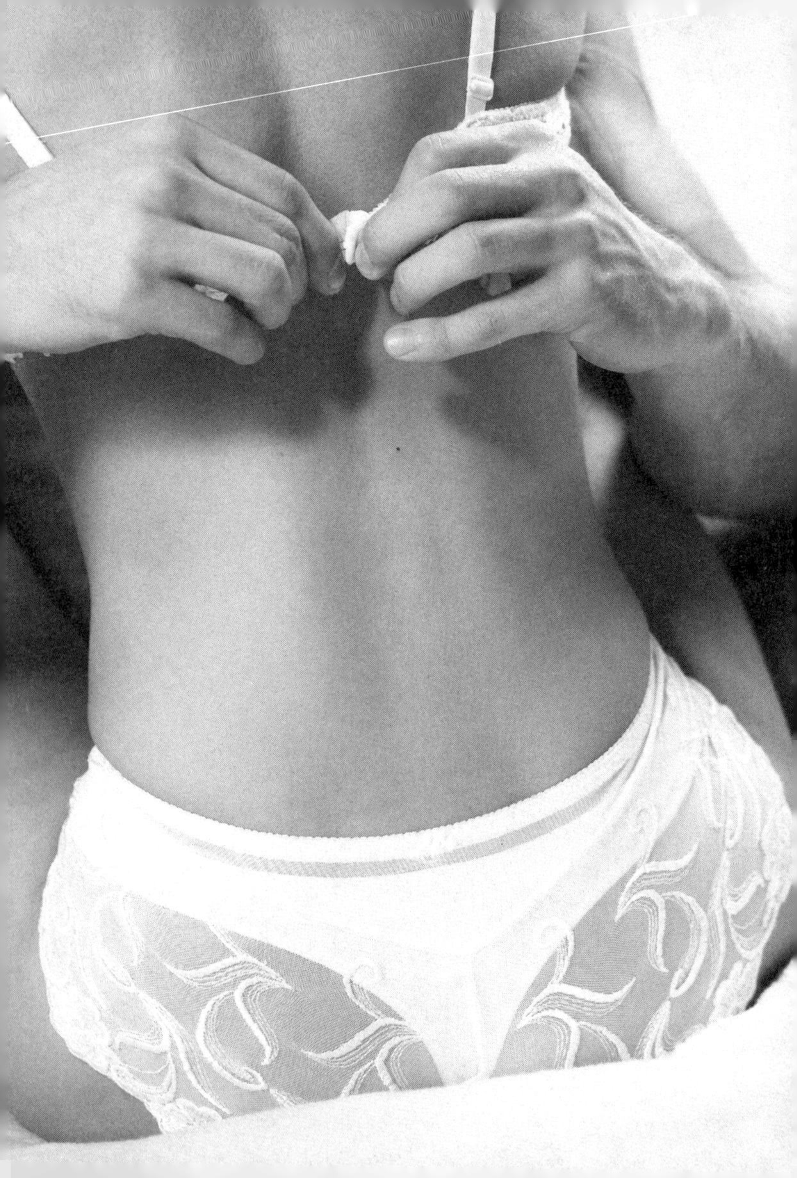

Zehn

Daheim im Liebesnest

Heiße Hausarbeit

208 Machen Sie Sex bei langweiligen Hausarbeiten, zum Beispiel beim Abwaschen oder Bügeln.

209 Beziehen Sie das Bett mit einem noch warmen Bettlaken aus dem Trockner und machen Sie dann heißen Sex im kuschelig-warmen Bett.

210 Fönen Sie sich gegenseitig den ganzen Körper mit dem Haartrockner (auf die kleinste Stufe stellen).

211 Tauschen Sie sexuelle Aktivitäten gegen Hausarbeiten ein.

212 Massieren Sie die Schultern Ihres Partners beim Staubsaugen oder Abwaschen.

213 Legen Sie sich so auf den Küchentisch, dass ihr Kopf herabbaumelt, während Ihr Partner Sie zum Orgasmus bringt. Diese Stellung verstärkt tatsächlich die sexuellen Empfindungen.

214 Nutzen Sie die Vibrationen von Küchengeräten wie Waschmaschine oder Geschirrspüler, um sich sexuell zu erregen. Schauen Sie sich in Ihrem Haushalt nach Geräten um, die vibrieren und sich (gefahrlos) in Ihr Liebesspiel einbeziehen lassen.

215 Saugen Sie mit einem Ministaubsauger den Körper Ihres Partners ab.

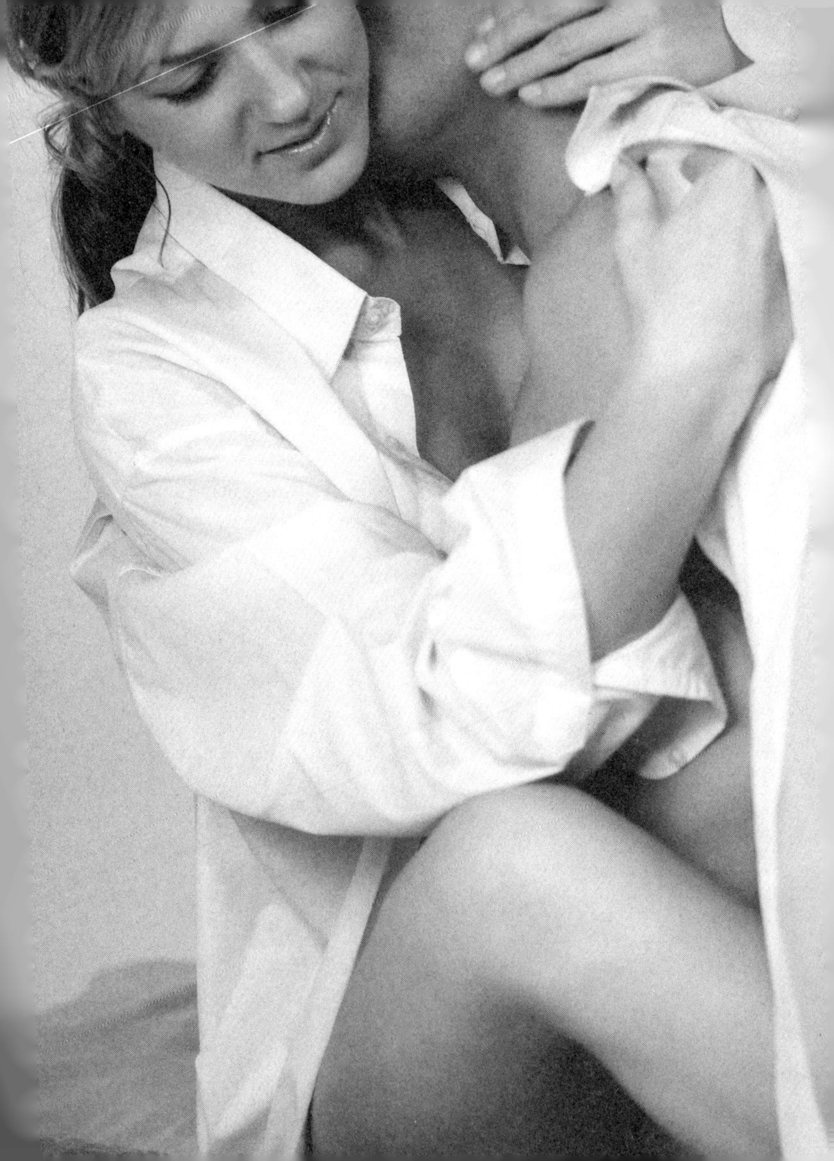

Wochenend-Vergnügen

216 Nutzen Sie beim Fernsehen die Werbepausen fürs Vorspiel. Albern Sie dabei ruhig ein wenig herum.

217 Unterbrechen Sie Ihre sexuellen Aktivitäten mittendrin. Trinken Sie einen Schluck Wasser und wandern Sie durch die Wohnung, um einander ein wenig »schmoren« zu lassen.

218 Tragen Sie am Wochenende lose Kleidung, sodass die genussvollen Regionen darunter leicht erreichbar sind.

Nicht jugendfreie Gutscheine

Verbringen Sie einen Sonntagmorgen damit, Gutscheine anzufertigen, die Sie gegen amouröse Geschenke eintauschen können. Hier einige Beispiele:

219 Dieser Gutschein berechtigt den Besitzer, einen Orgasmus zu fordern, zu jeder Zeit und überall.

220 Dieser Gutschein berechtigt den Besitzer zu einem köstlichen, langsamen Striptease.

221 Dieser Gutschein berechtigt den Besitzer zu einem Vorspiel *nach* dem Sex.

222 Gegen diesen Gutschein gibt es einen langen, leidenschaftlichen und feuchten Kuss.

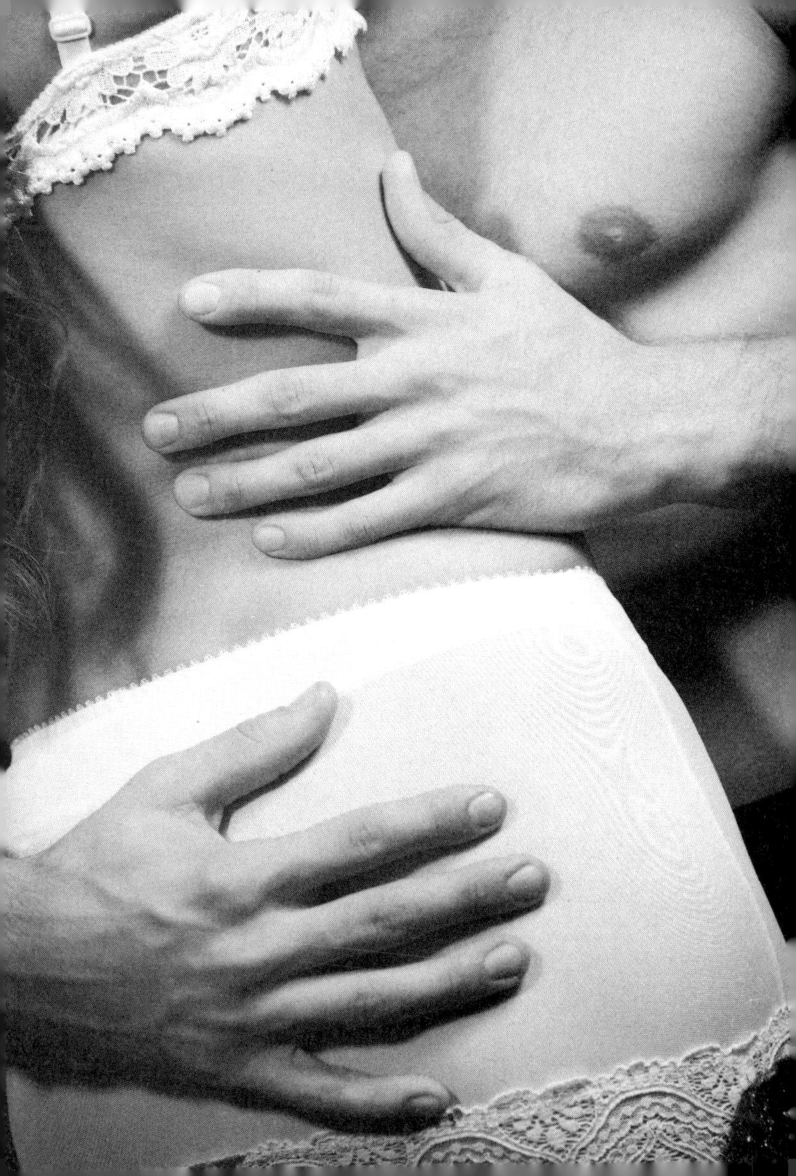

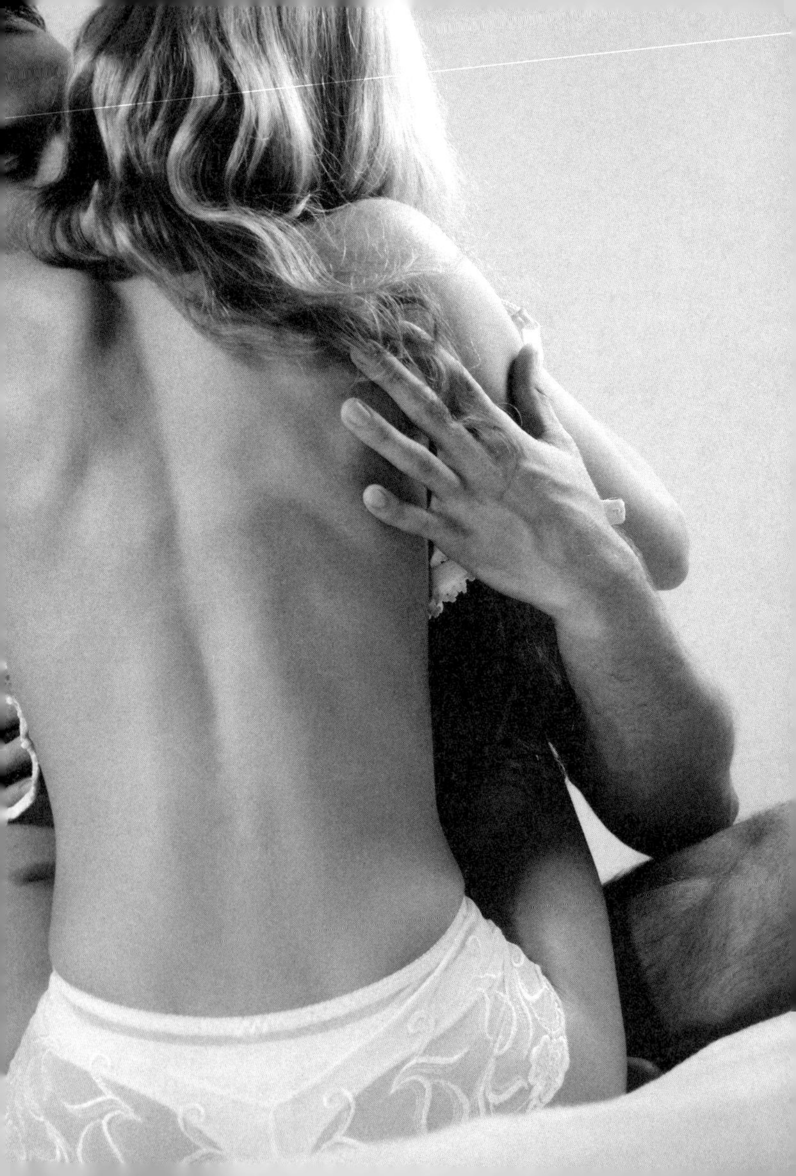

Schlafzimmer-Varianten

223 Gestalten Sie Ihr Schlafzimmer wie ein Bordell, sodass diese Atmosphäre Sie beide erregt.

224 Drehen Sie die Heizung in Ihrem Schlafzimmer so hoch, dass Sie beide richtig schwitzen – und dann machen Sie Sex.

225 Bringen Sie in Ihrem Schlafzimmer eine Strip-Stange an. Sie können Sie beide für sexy Vorführungen benutzen!

226 Bringen Sie einen großen Spiegel in Ihrem Schlafzimmer an, sodass Sie sich beim Sex beobachten können.

Liebeslust zu Hause

Schauen Sie sich gemeinsam in Haus und Garten nach Plätzen oder Gegenständen um, die sich für ein romantisches Intermezzo eignen. Nummerieren Sie alles und würfeln Sie aus, wo bzw. womit der nächste Sex stattfindet. Hier einige Beispiele:

227 Küche: Der Kühlschrank und die Schränke bergen unbegrenzte Möglichkeiten – da gibt es Aufstriche wie Marmelade oder Butter und vieles mehr. Prüfen Sie, ob der Küchentisch groß und stabil genug ist für weitergehende Unternehmungen.

228 Arbeitszimmer: Nutzen Sie das Internet. Setzen Sie sich mit Ihrem Partner nackt vor den Computer und schauen Sie mal, was das Internet bietet …

229 Wohnzimmer: Legen Sie das Lieblingsvideo Ihres Partners ein und gönnen Sie ihm dabei eine Massage mit der Zunge.

230 Diele: Binden Sie Ihren Partner nackt an den Kleiderständer und streichen Sie mit einer weichen Bürste über seinen ganzen Körper.

231 Badezimmer: Erregen Sie Ihren Partner bis zur Weißglut, dann baden Sie ihn erst einmal …

232 Schlafzimmer: Malen Sie erotische Motive an die Decke Ihres Schlafzimmers.

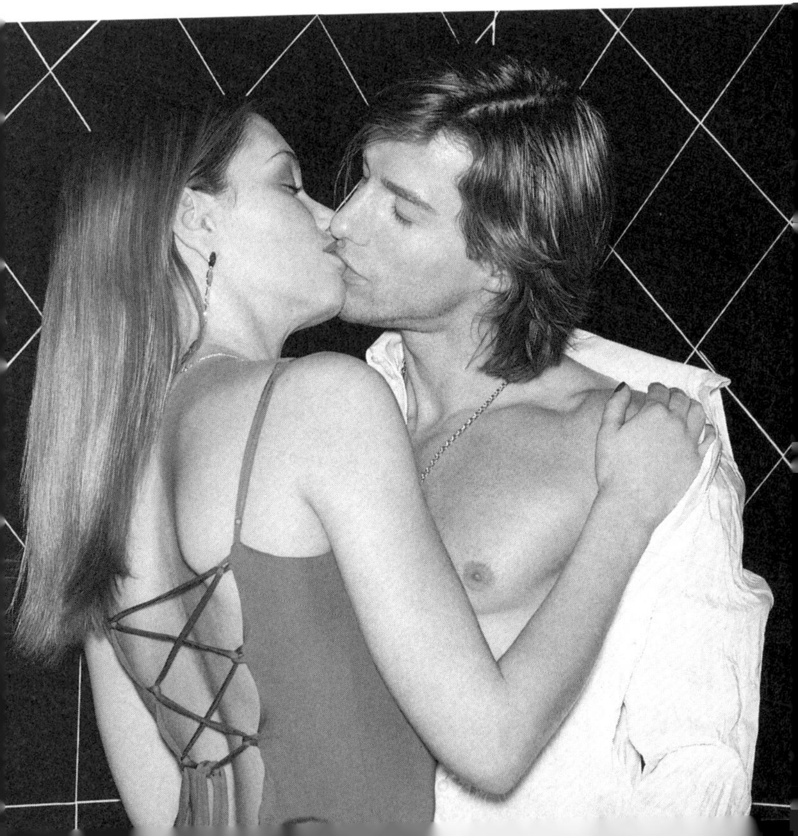

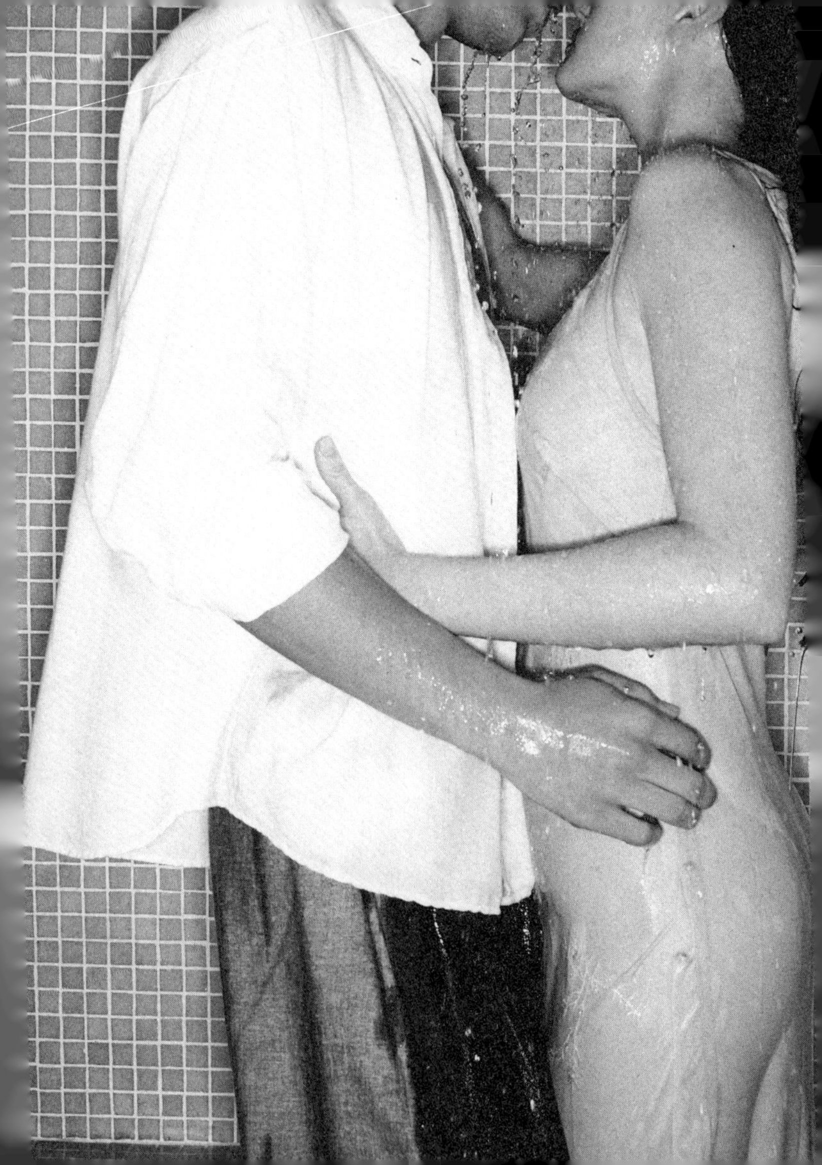

Wasserspiele

233 Duschen Sie gemeinsam vollkommen angezogen, dann entkleiden Sie sich gegenseitig langsam.

234 Tragen Sie Regenkleidung während des Sexes unter der Dusche.

235 Bringen Sie Ihren Partner mit dem Wasserstrahl der Handdusche zum Orgasmus.

236 Trocknen Sie Ihren Partner nach dem Duschen mit der Zunge ab.

237 Rasieren Sie die Schamhaare Ihres Partners vollkommen weg, oder gestalten Sie ein Muster. Sie brauchen dazu warmes Wasser, eine Schere, einen Rasierapparat (der sich für den Schambereich eignet), Seife und eine hochwertige Hautcreme. Bewundern Sie gemeinsam das »Kunstwerk« im Spiegel.

Badezeit

238 Statt zu duschen, baden Sie eine Woche lang miteinander in der Wanne.

239 Färben Sie Ihr gemeinsames Badewasser mit einer Lebensmittelfarbe.

240 Schreiben Sie mit Seife Liebesbotschaften auf den Badezimmerspiegel.

241 Sprühen Sie reichlich Rasierschaum auf die Schamhaare Ihres Partners und waschen Sie anschließend den Schaumberg langsam mit warmem Wasser ab.

242 Lassen Sie ein heißes Bad für Ihren Partner ein. Während er sich entspannt, befolgen Sie als Sklave seine Befehle.

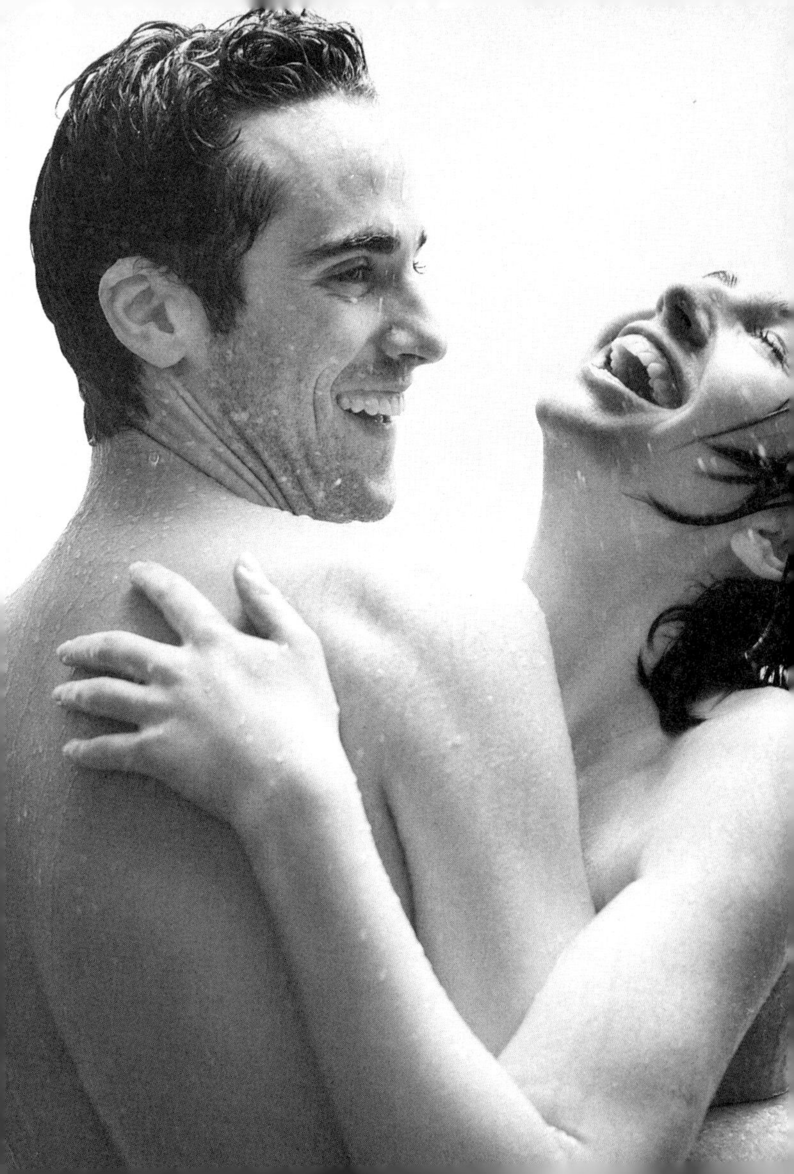

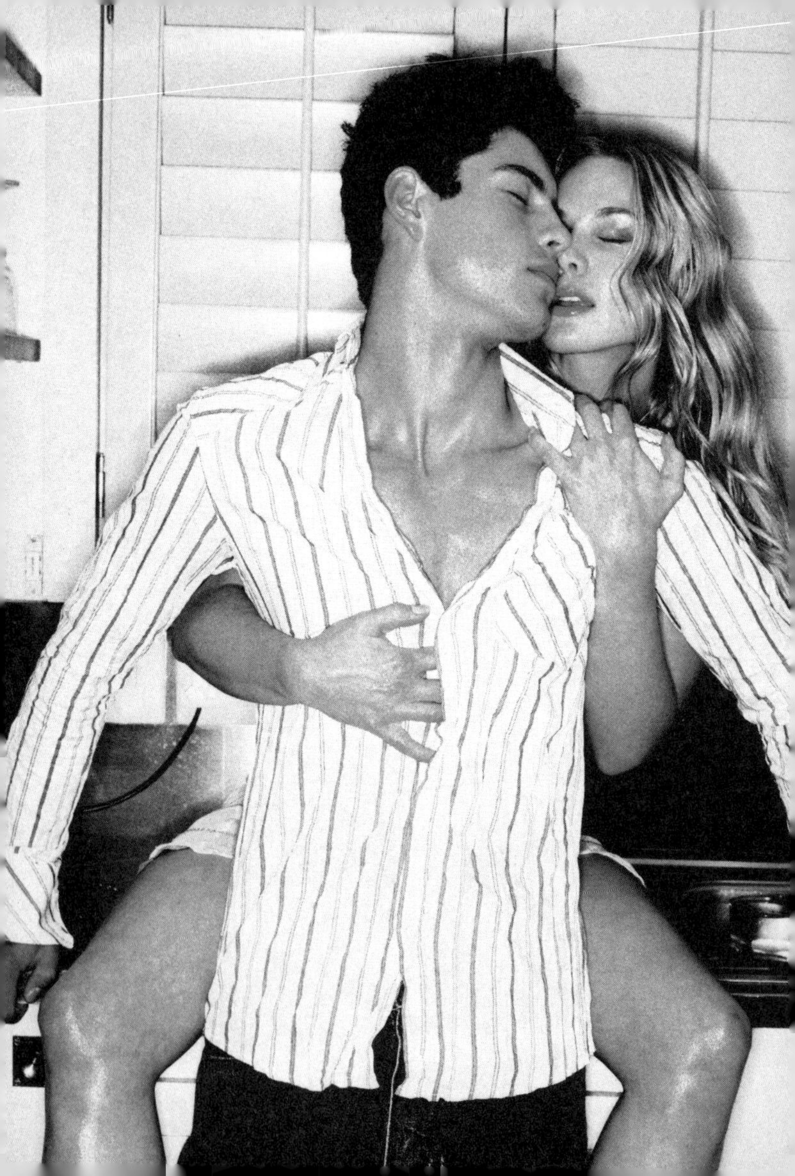

Elf

Amouröse Abenteuer

Multikulturell

In fernöstlichen Religionen gehört der Lotos zu den Fruchtbarkeitssymbolen. Diese Wasserpflanze ist essbar, wird als Aphrodisiakum verwendet und gilt auch als Heilmittel gegen Liebeskummer.

243 Für einen exotischen Touch: Streuen Sie die mystischen Lotosblätter auf den Körper Ihres Partners, bevor Sie sich lieben.

244 Probieren Sie eine Tantra-Massage aus (zum Lernen gibt es Videos, DVDs und Bücher).

245 Achten Sie auf die Gültigkeitsdauer Ihres Personalausweises oder Passes, damit Sie spontan verreisen können, um in einem anderen Land ein romantisches Wochenende zu verbringen.

246 Machen Sie einen romantischen Ausflug mit dem Zug. Starten Sie in der Nacht in einem komfortablen Zweibettabteil des Schlafwagens.

247 Lernen Sie Shiatsu, eine aus Japan stammende spezielle Fingerdruckmassage.

248 Informieren Sie sich über die Sextechniken verschiedener Kulturen.

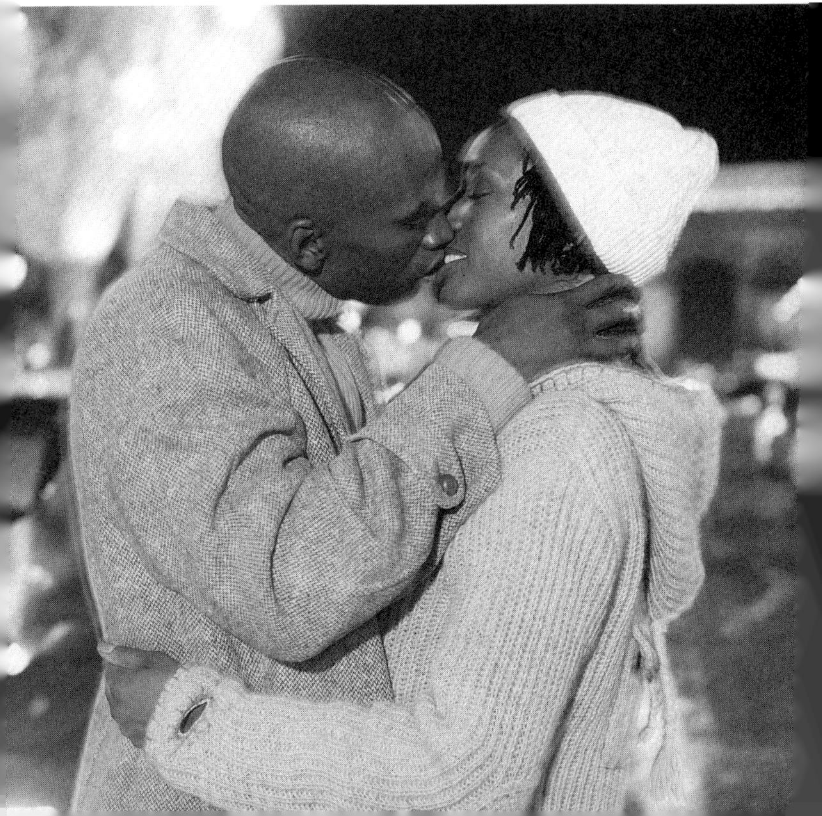

Mit dem Auto unterwegs

249 Massieren Sie sich während einer langen Fahrt ihre Brüste. Das hält Ihren Partner bestimmt wach – sofern der Straßenverkehr einen gefahrlosen Seitenblick erlaubt.

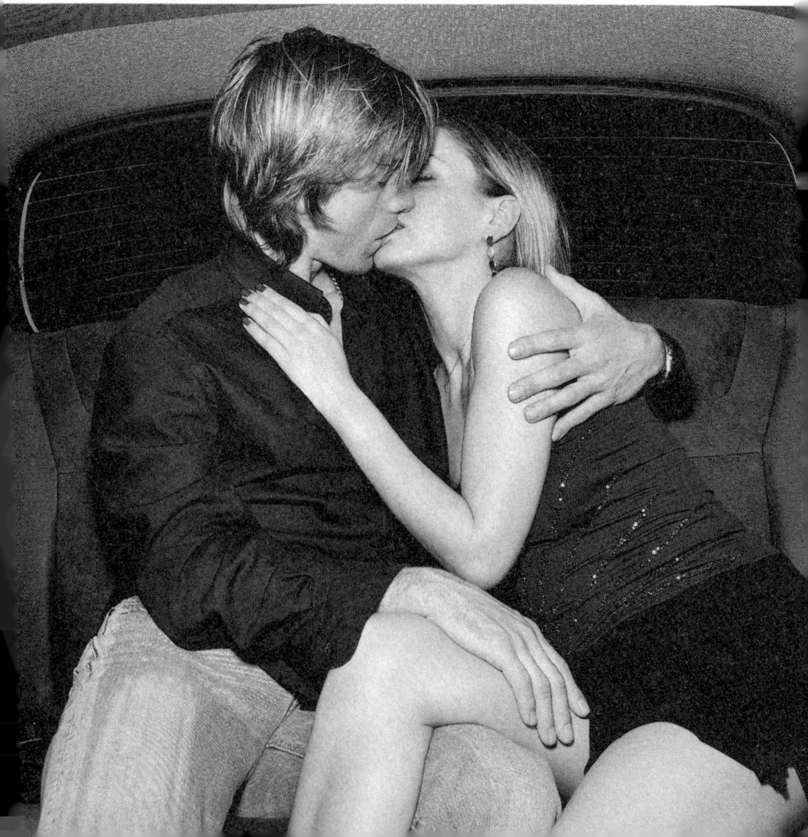

250 Mit äußerster Vorsicht zu genießen: das Streicheln oder Massieren der Genitalien des Partners während der Fahrt.

251 Nehmen Sie die Geräusche, die Sie beide beim Sex von sich geben, auf CD oder Kassette auf, damit Ihr Partner sie bei einsamen Fahrten anhören kann.

252 Flüstern Sie Ihrem fahrenden Partner sexuelle Ideen oder Wünsche ins Ohr.

253 Vertreiben Sie sich im Stau die Zeit mit sexuellen Aktivitäten, die niemand in der Umgebung bemerkt.

254 Deponieren Sie Ihren Lieblingswein und zwei Gläser im Kofferraum. Man kann ja nicht immer im Voraus wissen, wo man die Nacht verbringt.

255 Stecken Sie einen Liebesbrief unter den Sonnenschutz, sodass Ihr Partner ihn findet, wenn er alleine irgendwohin fahren muss

256 Machen Sie Sex erst auf dem Beifahrersitz, dann auf der Rückbank. Probieren Sie den Sex auch mal auf der noch warmen Motorhaube, auf der Kofferraumklappe oder bei laufendem Motor aus. Reden Sie miteinander darüber, wo es jedem von Ihnen am besten gefällt.

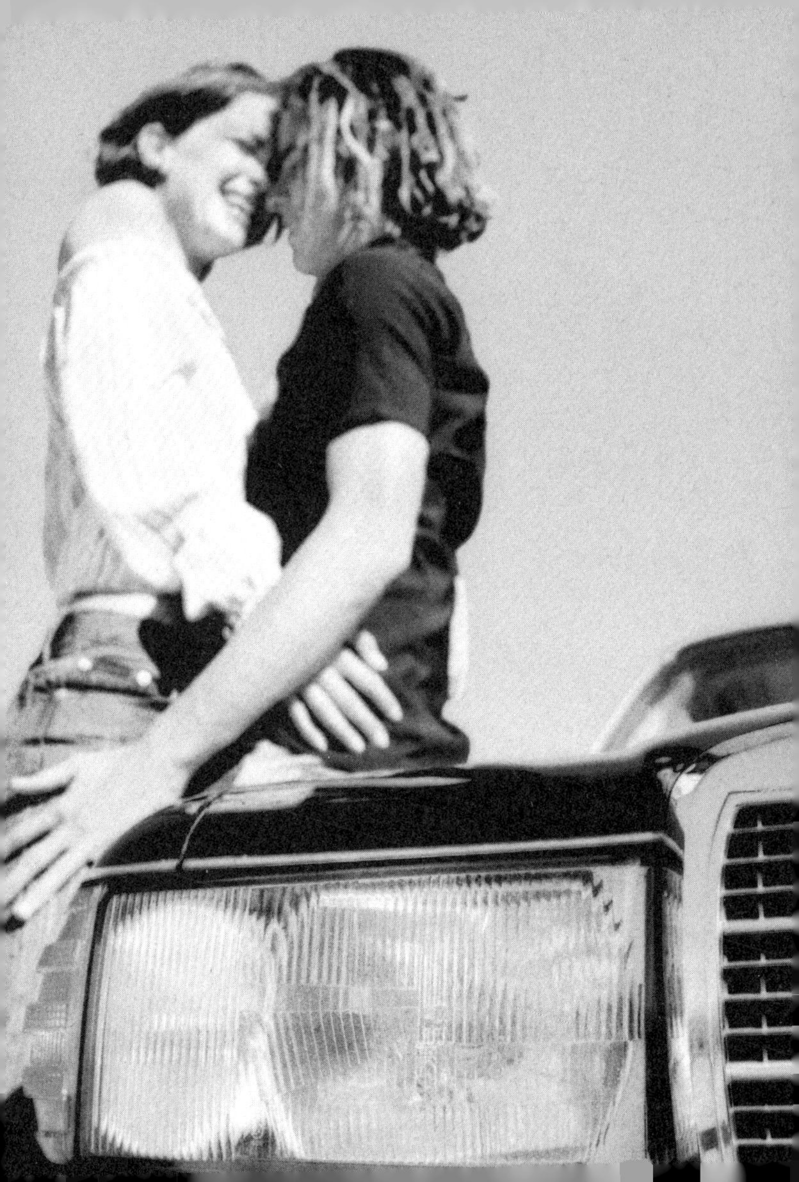

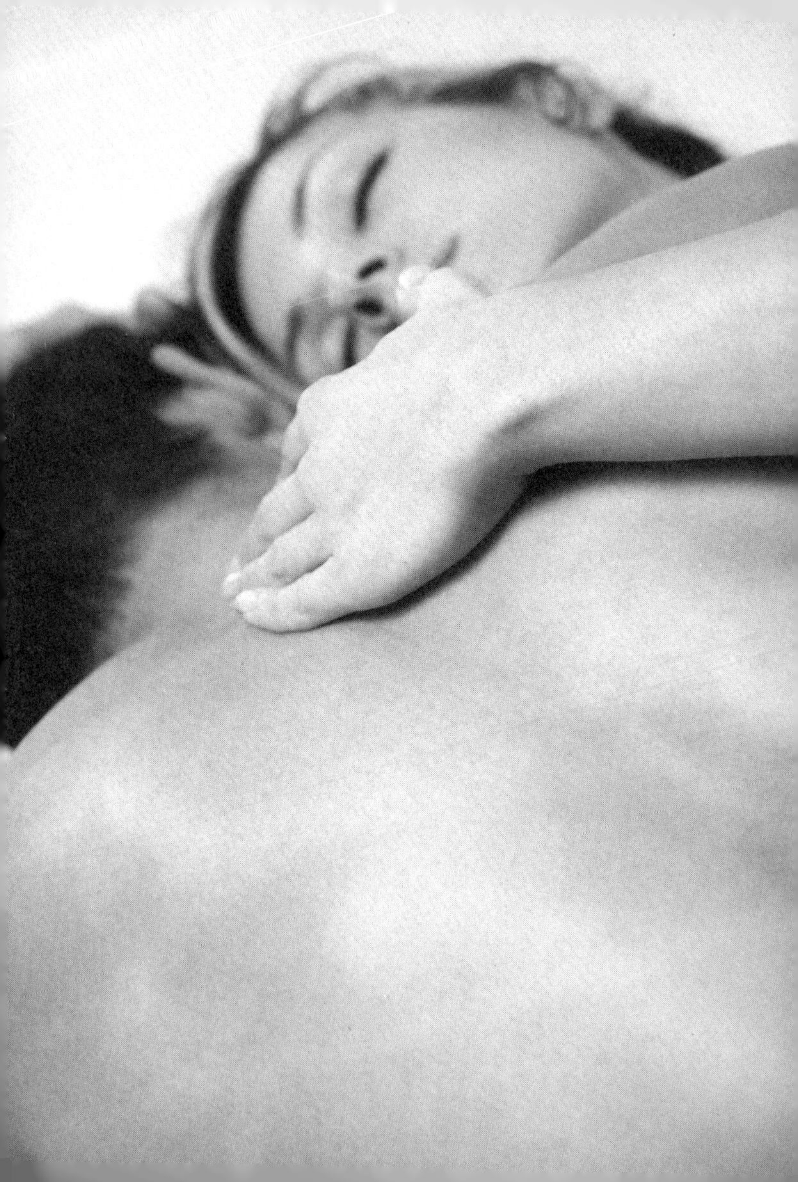

Kauflust

257 Kaufen Sie ein verführerisches Geschenk für Ihren Partner, aber nicht im Sexshop. Suchen Sie irgendetwas, bei dem er spürt, dass es wirklich tief aus Ihrem Herzen kommt und nicht nur irgendein Krimskrams ist.

258 Ganz spezieller Krimskrams hat natürlich seine Reize, zum Beispiel essbare Unterwäsche (Sexshop oder Internet), Reizwäsche mit Löchern an bestimmten Stellen, ein Catsuit aus Leder oder Latex, eine sexy Korsage usw.

259 Trauen Sie sich mal in einen Sexshop hinein, oder schauen Sie im Internet, was es alles an Sexspielzeugen, »heißen« Büchern und sexy Kleidung gibt.

260 Kaufen Sie ein neues exotisches Parfüm für Ihren Partner. Gehen Sie zusammen einkaufen, um auszuprobieren, wie der Duft auf Ihren Partner und Sie wirkt.

261 Gehen Sie zum Anprobieren von Kleidung gemeinsam in die Umkleidekabine.

262 Kaufen Sie in einem Gourmettempel gemeinsam die Zutaten für ein ausschweifendes »Liebespicknick« ein. Nehmen Sie sich die Zeit, all die Dinge auszusuchen, die Ihre Sinnlichkeit am meisten anregen, seien es bestimmte Früchte, Käsesorten, Oliven oder Süßigkeiten.

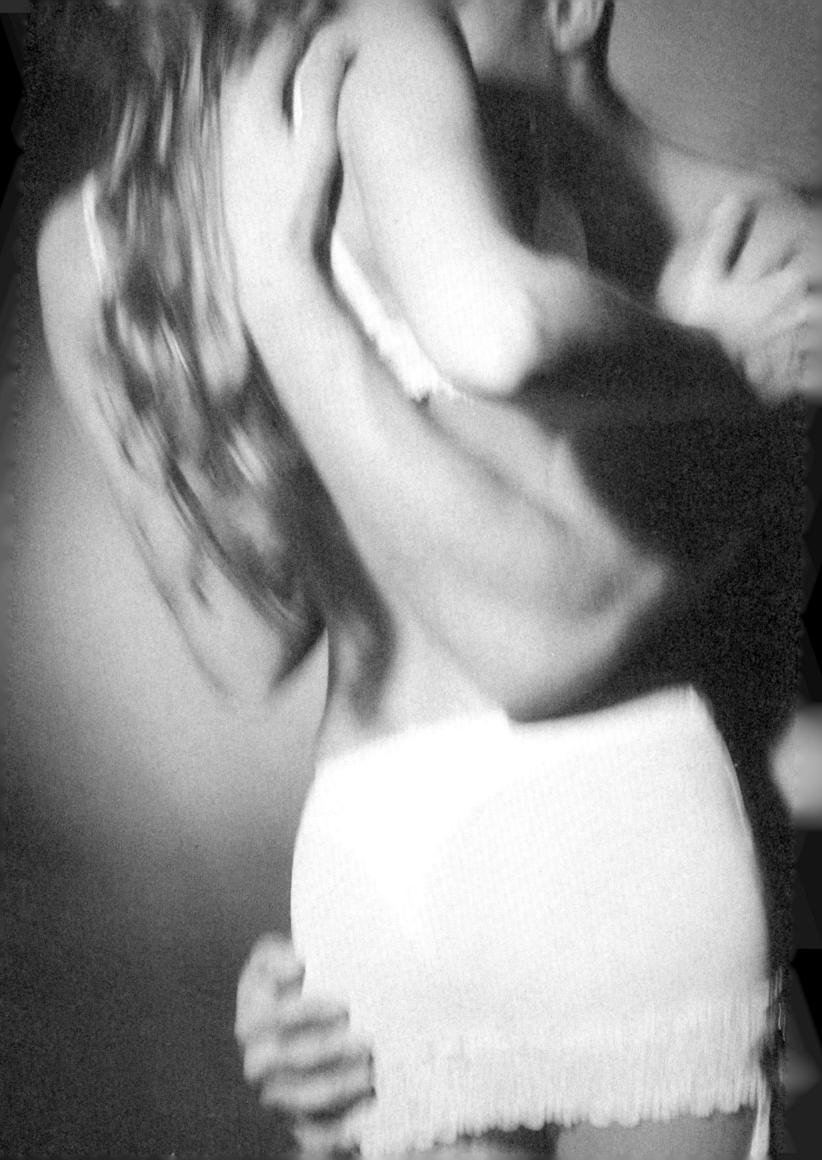

Einander ganz nah sein

263 Schließen Sie die Augen und tasten Sie mit Ihren Fingerspitzen die Gesichtszüge Ihres Partners ab.

264 Führen Sie die Hand Ihres Partners über Ihren nackten Körper. Sagen Sie dabei, welchen Druck Sie an bestimmten Stellen besonders mögen. So lernt Ihr Partner die Körperstellen kennen, an denen Sie eine Berührung als besonders erotisch empfinden.

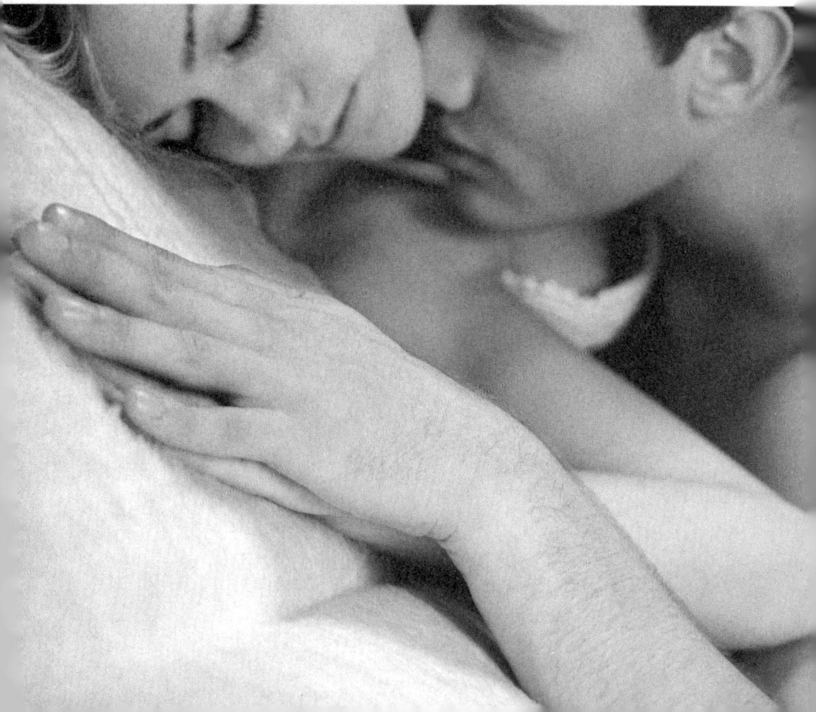

265 Erzählen Sie einander ehrlich, was Sie bei Ihrem allerersten Sex wirklich empfunden haben.

266 Setzen Sie sich einander gegenüber. Halten Sie sich an den Händen und versuchen Sie, sich vorzustellen, wie ein Energiefluss über die Hände und Arme in den Körper Ihres Partners strömt.

267 Flüstern Sie den Namen Ihres Partners, wenn Sie mit ihm schlafen.

268 Wann immer Sie sich dem anderen besonders nahe fühlen möchten, legen Sie Ihren Kopf auf die Brust Ihres Partners und lauschen Sie dem Herzschlag. Ist er entspannt, schlägt das Herz langsam und gleichmäßig.

269 Was passiert mit dem Herzschlag, wenn Sie sich küssen, an bestimmten Körperstellen streicheln? Hören oder fühlen Sie, was Ihre Zärtlichkeiten bewirken!

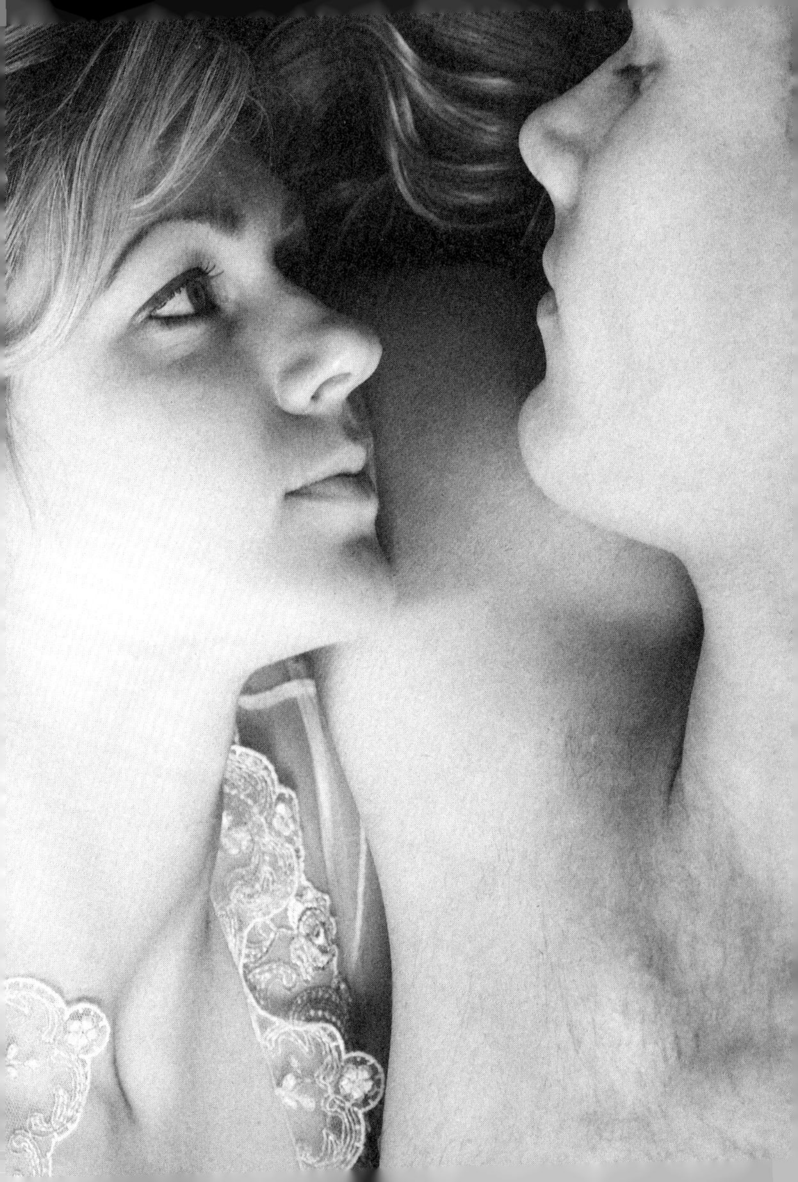

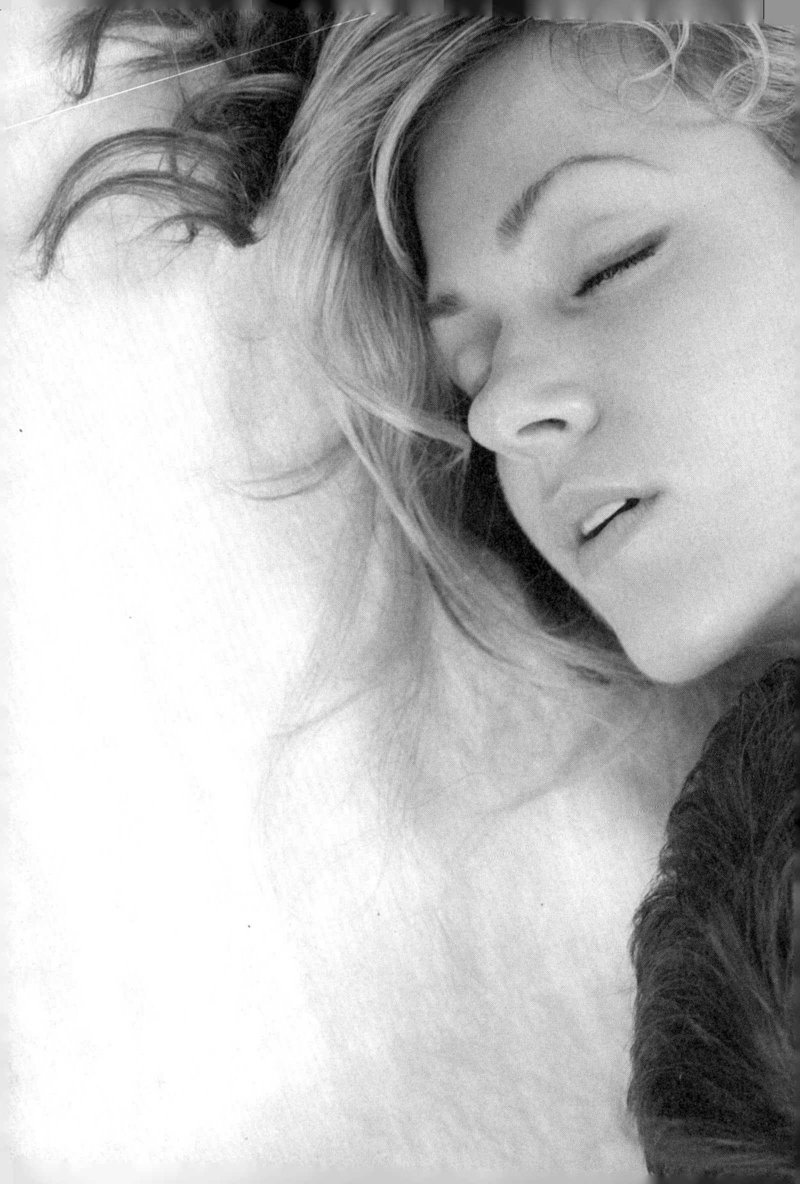

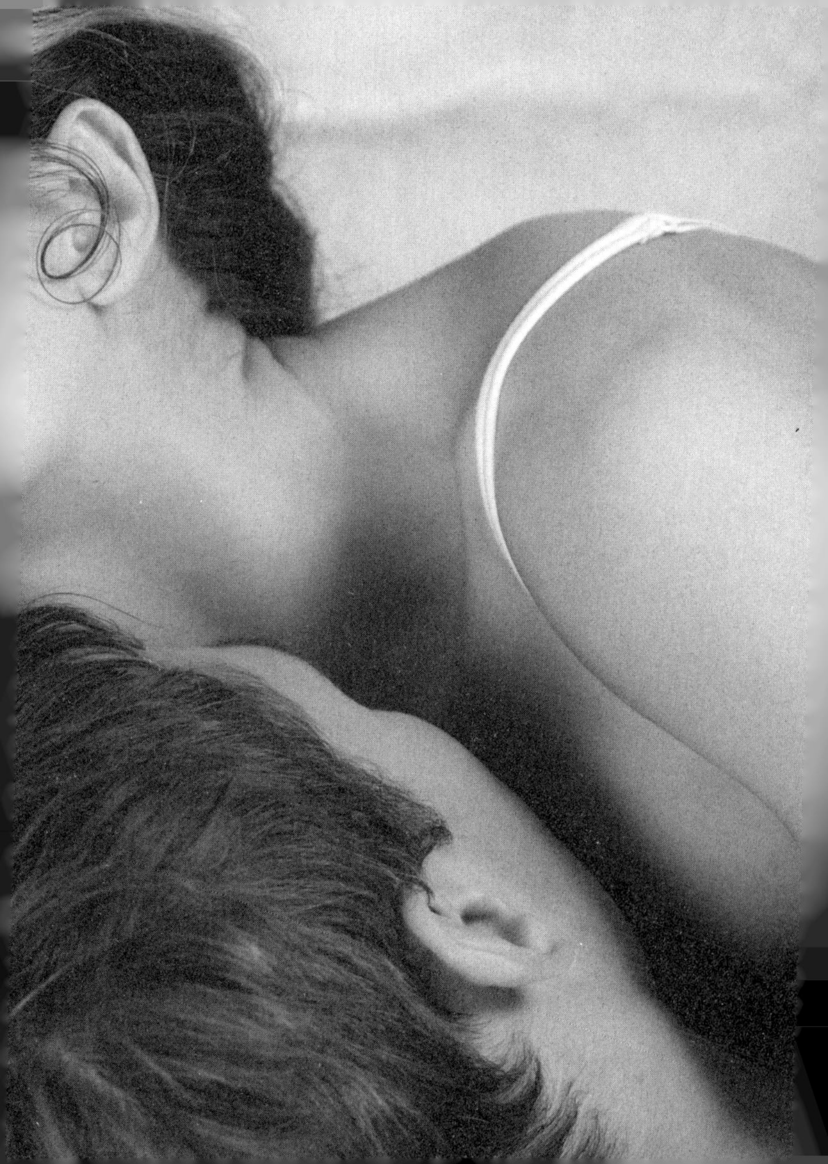

Register

Abenteuer, amouröse 139 ff.
Aerobic-Übungen 84
Aphrodisiaka 19 f., 140
– Curry 19
– Eier 19
– Hafer 19
– Johanniskraut 20
– Knoblauch 19
– Schokolade 20
– Tomaten 20
Aromatherapie 50

Badewanne 136
Beißen 110, 118, 120
Berührungen, lustvolle 41
Briefeschreiben 93, 144

Charade 87
Cluedo 87

Dehnübungen 83
Dirty Talks 91 ff.
Duftöle 50, 113
Dusche 135

Erotik-Kochbücher 20

Fantasien, erotische 25 ff., 90, 143

Filmszenen, Nachspielen von 100 f.
Flower Power 68
Fruchtbarkeitssymbole 140
Fußfetisch, Füße 110, 120

Gel 12, 65
Geschichten, erotische 90, 95, 147 f.
Geschmacksknospen 11, 16
Gewinnspiele 34
Gutscheine 128

Hautstimulierung 37 ff.
Herausforderungen 80

Igelbälle 65

Kondome 54 f.
Körpernähe 150 ff.
Kostümierung 28, 31
Kulinarisches 9 ff.
– aromatisiertes Gel 12
– Backpulver/Cola 12
– Eigelb 11
– Eiswürfel 11
– Früchte 15 f.
– Lieblingsgetränk 12
– Popcorn 11
– Spaghetti 11
– Weintrauben 11
– Zucker 12

Liebesbotschaften 136
Liebeslust zu Hause 132 f.
Liebespicknick 148
Liebesspiele aus der Natur 71
Lieblingswein 144
Liegestützen 84

Massage, sinnliche 38, 41, 44, 48, 65, 113, 117, 124 f., 142 f.
– Bürstenmassage 41
– Fingerdruck-Massage (Shiatsu) 141
– Handmassage 44
– Kopfmassage 44
– Stirnmassage 47
– Tantra-Massage 140
Massageöle 48

Mile High Club 80
Musik, erotische 102 ff.

Oralsex 42 f., 65, 104
Orgasmus 58, 135

Planschorgie 72
Pornofilme 100
Pornohefte 90
Pusten 61, 117

Quickie 62, 96

Rollenspiele 27

Saugen 61, 110, 120
Schamhaare 57, 68, 135
Schlafzimmer-Varianten 131
Schlammringen 84
Schmuck, essbarer 23
Schreiben, sinnliches 87
Scrabble 87
Sensibilitätssteigerung 114
Sex an ungewöhnlichen Orten 24 f., 32, 62, 70 ff., 75, 80, 96, 100, 133, 144
– auf dem Bürostuhl 62
– auf dem Küchentisch 124
– auf der Motorhaube 62, 133
– bei der Hausarbeit 124 f.
– im Auto 144
– im Autokino 100
– im Fahrstuhl 32, 80
– im Kleiderschrank 32
– im Mondschein 70
– im Paddelboot 75
– in der Hängematte 75
– in Telefonzelle 96
– unter einem Wasserfall 75
– unter freiem Himmel 72
Sex-Food 20
Sexgeheimnisse 93
Sexshop 147
Sexspielzeug 87
Sextechniken 32, 76
Spiegel 131

Spiele, verrückte 53 ff., 56 f.
Spieltrieb 107 ff.
Sprache der Lust 90
Stimulierung 38, 114
Streicheln 41, 43, 117 f., 120
Strip-Stange 131
Striptease 97, 100, 108 f.
Süßigkeiten 22 f.
Synchronschwimmen 83

Talkumpuder 113
Tänze, tanzen 76, 84, 104
Telefonsex 96
Tic Tac Toe 87

Überlebenskoffer 32
Unterwäsche 118, 147
Urschrei 76

Vibrationen 62, 125
Vibrator 65

Wasserspiele 135
Wortspiele 95
Wünsche, sexuelle 90

Yogastellungen 83

Zonen, erogene 120
Zungenspiele 38, 42 f., 110, 113, 117, 120